理学療法NAVI

"臨床思考"が身につく
運動療法Q&A

高橋哲也 編
順天堂大学保健医療学部教授・理学療法学科

New
Approach for
Various
Issues

医学書院

《理学療法 NAVI》
"臨床思考"が身につく 運動療法 Q & A
発　行　2016 年 9 月 15 日　第 1 版第 1 刷©
　　　　2021 年 4 月 15 日　第 1 版第 5 刷
編　集　高橋哲也
　　　　　たかはしてつや
発行者　株式会社　医学書院
　　　　代表取締役　金原　俊
　　　　〒113-8719　東京都文京区本郷 1-28-23
　　　　電話　03-3817-5600(社内案内)
印刷・製本　アイワード

本書の複製権・翻訳権・上映権・譲渡権・貸与権・公衆送信権(送信可能化権
を含む)は株式会社医学書院が保有します．

ISBN978-4-260-02795-3

本書を無断で複製する行為(複写，スキャン，デジタルデータ化など)は，「私
的使用のための複製」など著作権法上の限られた例外を除き禁じられています．
大学，病院，診療所，企業などにおいて，業務上使用する目的(診療，研究活
動を含む)で上記の行為を行うことは，その使用範囲が内部的であっても，私的
使用には該当せず，違法です．また私的使用に該当する場合であっても，代行
業者等の第三者に依頼して上記の行為を行うことは違法となります．

|JCOPY|〈出版者著作権管理機構　委託出版物〉
本書の無断複製は著作権法上での例外を除き禁じられています．
複製される場合は，そのつど事前に，出版者著作権管理機構
(電話 03-5244-5088，FAX 03-5244-5089，info@jcopy.or.jp)の
許諾を得てください．

＊「理学療法 NAVI」は株式会社医学書院の登録商標です．

執筆者一覧(執筆順)

高橋哲也	順天堂大学保健医療学部教授・理学療法学科
矢野秀典	目白大学保健医療学部教授・理学療法学科
金口瑛典	広島国際大学総合リハビリテーション学部助教・リハビリテーション学科
木藤伸宏	広島国際大学総合リハビリテーション学部教授・リハビリテーション学科
小澤淳也	広島国際大学総合リハビリテーション学部教授・リハビリテーション学科
望月　久	文京学院大学保健医療技術学部教授・理学療法学科
川口浩太郎	兵庫医療大学リハビリテーション学部教授・理学療法学科
坂口　顕	兵庫医療大学リハビリテーション学部教授・理学療法学科
地神裕史	国士舘大学理工学部教授
竹中弘行	湯河原病院・リハビリテーション室士長
加藤　浩	山形県立保健医療大学教授・理学療法学科
田屋雅信	東京大学医学部附属病院・リハビリテーション部
森尾裕志	湘南医療大学保健医療学部教授・リハビリテーション学科
中尾陽光	湘南医療大学保健医療学部講師・リハビリテーション学科

コラム執筆(執筆順)

吉松竜貴	東都大学幕張ヒューマンケア学部講師・理学療法学科
吉田真一	東京工科大学医療保健学部助教・理学療法学科
飛山義憲	順天堂大学保健医療学部准教授・理学療法学科

シリーズ刊行にあたって

「理学療法 NAVI シリーズ」のねらい
(New Approach for Various Issues)

　今日，多くの理学療法課程を学ぶ学生が存在し，新人理学療法士もまた急増している．一人ひとりの学生や新人にとってみれば，学ぶべき医学的事項は飛躍的に増加し，膨大化する情報は錯綜している．このような状況においては，真に必要で価値のある基本的な知識と新しい技術の修得が求められる．ここでの NAVI はナビゲーション(航海術)を表しており，情報の大海のなかで座礁することなく海路を拓いてゆくための方略である．

　本「理学療法 NAVI シリーズ」は，理学療法，リハビリテーション医療において，きわめて基本的で不可欠な情報を厳選して示すことで，この世界に踏み出そうとするフロンティアのための水先案内人となることを志向している．

2016 年 9 月

首都大学東京・教授　網本　和

はじめに

「理学療法NAVI」シリーズ「"臨床思考"が身につく 運動療法Q＆A」は，臨床に出たての新人理学療法士や，臨床経験数年目でもう一度基本に立ち返って学び直したいと考えている若手理学療法士の心強い味方となるよう企画されました．

目の前の症例に認められる症状や現象がなぜ出現するのか，そしてその現象に対してどのように対応したらいいか悩んだときに，先輩理学療法士に尋ねようとして「いまさらこんなことは聞けないな…」と思ったことはありませんか？ また，何気なく行っている基本的な理学療法について，「なぜ○○をしてるんですか？」と後輩や看護師さんに聞かれたときに，根拠を示せずになんとなくごまかした経験はありませんか？

理学療法士として臨床経験を積むと，同僚や先輩に質問したら「そんなことも知らないの？」と非難されるかもしれないと不安になります．また，先輩理学療法士たちは「一定のレベル」ということをよく口にします．基準があるわけでなく，漠然としたもので，「これは知っているでしょう，知っていて当然でしょう」というものです．

本書は，このような臨床現場で，「知っていて当然」としばしば指摘されることについて学び直すための本です．「あれ，どうだったっけ？」と思ったらぜひ本書を開き確認してください．主な内容は大学の評価実習の際にクリアすべき検査・測定・アセスメントまでの事柄としました．学生のスーパーバイザーになった際に，根拠をもって学生に説明ができるように，運動療法に関する基本がここにまとめられています．これらは学生にとっても評価実習やインターン実習で必ず修得しておくべき内容を網羅しています．

本書で扱う内容は，理学療法士としての土台となる部分であり，運動療法の基本中の基本，理学療法のミニマムスタンダードです．運動療法の基本中の基本ですので，すべての理学療法士が熟知しておかねばならない内容が含まれます．また，本書では養成校や教科書，国家試験の勉強を通じて学んだ基礎的事項を，実際に臨床現場で活用するにあたってのいわば「思考のトレーニング」も兼ねたQ＆A形式を採用しています．この思考過程こそが真に効果的な理

学療法を導く要となります．基本的な内容ではありますが，各分野のエキスパートに詳細にわかりやすく解説していただきました．臨床現場で働く理学療法士の新たなバイブルとして本書が有効に活用されることを期待しています．

また，本書で理学療法士としてのロジカルな臨床思考に慣れたあとは，同時刊行の「理学療法NAVI」シリーズ「ここで差がつく"背景疾患別"理学療法Q＆A」でさらなる臨床力のブラッシュアップを図ることをお勧めします．

2016年9月

高橋哲也

目次

1 運動療法の前に，全身状態を把握しよう ───高橋哲也 1
Q1 運動療法の前の全身状態を把握するための基本を教えてください 4
Q2 リスクマネジメントの基準から逸脱した場合の対処法を教えてください 14
Q3 高齢者の全身状態を把握する際に，特に注意する点を教えてください 15

2 ROMエクササイズのQ&A ───矢野秀典 17
Q1 ROMエクササイズのポイントは何ですか？ 20
Q2 関節可動域制限の原因を判断するコツや，ROMエクササイズのコツはありますか？ 23
Q3 ROMエクササイズの多すぎ，少なすぎはどのように判断すればよいですか？ 26
Q4 ROMエクササイズ基本中の基本は何ですか？ 29

3 筋力増強運動のQ&A ───金口瑛典・木藤伸宏・小澤淳也 37
Q1 筋力低下の原因を判断するコツはありますか？ 40
Q2 筋力増強運動の種類について教えてください 42
Q3 筋力増強運動の負荷や回数は，どのように決めればよいですか？ 44
Q4 筋力増強運動を効果的に行うコツはありますか？ 47
Q5 筋力増強運動の多すぎ（過用），少なすぎ（廃用）はどのように判断すればよいですか？ 49
Q6 痛みがある場合，傷がある場合の筋力増強運動について教えてください 51
Q7 筋力増加のメカニズムについて教えてください 53

4 バランストレーニングのQ&A ───望月 久 59
Q1 「バランス」とは何を意味していますか？ 62
Q2 静的バランスと動的バランスは，どのように分けられますか？ 65
Q3 バランスはどのようにコントロールされていますか？ 67
Q4 バランス能力低下の原因を判断するコツはありますか？ 69
Q5 バランス障害に対するトレーニングは，どのように進めればよいでしょうか？ 71

ix

	Q6 バランストレーニングの効果はありますか？	75
	Q7 バランストレーニングをどのくらい行うと効果が現れますか？	76
	Q8 立位バランスをトレーニングすれば，座位バランスも改善しますか？	77

5 ストレッチングのQ & A ―――― 川口浩太郎・坂口 顕　81

- Q1 ストレッチングの目的は何ですか？　84
- Q2 ストレッチングをすると，なぜ筋は伸びやすくなったり柔らかくなったりするのですか？　86
- Q3 筋の硬さや短縮は，どのように評価したらよいですか？　91
- Q4 具体的なストレッチングの方法を教えてください　95
- Q5 ストレッチング方法はどのように選べばよいですか？　98
- Q6 ストレッチングを行う際の注意点は何ですか？　101

6 ウォーミングアップ，クーリングダウンのQ & A ―――― 地神裕史　105

- Q1 ウォーミングアップの目的を教えてください　108
- Q2 ウォーミングアップの生理学的な背景について教えてください　109
- Q3 ウォーミングアップの具体的な方法を教えてください　112
- Q4 クーリングダウンの目的を教えてください　114
- Q5 クーリングダウンの具体的な方法を教えてください　116

7 起居・移動動作の練習Q & A　片麻痺患者の場合 ―――― 竹中弘行　119

- Q1 片麻痺患者の起き上がり練習や，立ち上がり練習の注意点を教えてください　122
- Q2 片麻痺患者を立位から椅子に座らせる際の注意点を教えてください　128
- Q3 座位から臥位へ寝かせる際の注意点を教えてください　130
- Q4 片麻痺患者の歩行練習のコツを教えてください　131
- Q5 片麻痺患者の階段練習のコツを教えてください　134
- Q6 片麻痺患者の動作練習で大切なことは何ですか？　136

8 起居・移動動作の練習 Q＆A　運動器疾患の場合　———加藤　浩　139

Q1 下肢関節疾患患者の立ち上がり練習の注意点を教えてください．どこにいて，どこをどう持ったらよいですか？ どのように患者さんに指示したらよいですか？　144

Q2 下肢関節疾患患者の歩行練習のコツを教えてください　148

Q3 下肢関節疾患患者の歩行練習の際に痛みがある場合や，恐怖で荷重が十分にできない場合にはどのようにしたらよいでしょうか？　153

Q4 デュシャンヌ歩行，トレンデレンブルク歩行が認められた場合は，どのような練習が効果的ですか？　156

Q5 下肢関節疾患患者の動作練習は1日に何回，何日間行えば効果がありますか？　160

Q6 歩行能力と身体活動量の関係について教えてください　162

9 有酸素運動のQ＆A　———田屋雅信　165

Q1 有酸素運動を行う際の注意点を教えてください．ただ自転車に乗せるだけではダメですか？　167

Q2 嫌気性代謝閾値（AT）以上の運動は，何が問題なのでしょうか？　171

Q3 呼気ガス分析をしないと有酸素運動はできませんか？　173

Q4 有酸素運動はどのくらい行えば効果がありますか？　174

Q5 有酸素運動の行いすぎ，行われなすぎはどのように判断すればよいでしょうか？　177

Q6 機器を使った運動中にわかる症候は何ですか？　179

10 運動療法の目標設定をしてみよう　———森尾裕志・中尾陽光　181

Q1 目標設定における思考プロセスを教えてください　184

Q2 筋力の目標設定値のヒントを教えてください　187

Q3 関節可動域の目標設定のヒントを教えてください　190

Q4 バランスの目標設定のヒントを教えてください　192

Q5 歩行の目標設定のヒントを教えてください　194

Q6 身体活動量のヒントを教えてください　196

索引　201

■コラム

関節可動域をできるだけ正確に測るにはどうしたらよいですか？	吉松竜貴	34
MMTの4と5の違いはどのように識別すればよいですか？	吉田真一	57
筋力増強以外の目的で行うレジスタンストレーニングとは	高橋哲也	79
筋緊張の評価のコツは何ですか？	飛山義憲	104

略語一覧

数字

1RM repetition maximum（1回挙上可能最大負荷）
6MD 6 minute-walking distance（6分間歩行距離）

A

AT anaerobic threshold（嫌気性代謝閾値）

B

BIA bioelectrical impedance analysis（BIA法）
BMI body mass index（体格指数）
BNP brain natriuretic peptide（脳性ナトリウム利尿ペプチド）

C

CK creatine kinase（クレアチンキナーゼ）
CKC closed kinetic chain（閉鎖運動連鎖）
COG center of gravity（身体重心または足圧中心）
COM center of mass（身体質量中心）
COP center of pressure（立位姿勢保持における重心）
COPD chronic obstructive pulmonary disease（慢性閉塞性肺疾患）
CPX cardiopulmonary exercise test（心肺運動負荷試験）
Cr creatinine（クレアチニン）
CRP C-reactive protein（C反応性蛋白）
CRPS complex regional pain syndrome（複合性局所疼痛症候群）

D

DOMS delayed onset muscle soreness（遅発性筋肉痛）
DXA dual-energy X-ray absorptiometry（DXA法）

G

GCS Glasgow Coma Scale（グラスゴー・コーマ・スケール）

H

Hb hemoglobin（ヘモグロビン）
HHD hand held dynamometer（ハンドヘルドダイナモメーター）
HDL-C high-density lipoprotein-cholesterol［高比重リポ蛋白質（善玉コレステロール）］
HR heart rate（心拍数）

I

IC initial contact（初期接地）
ISw initial swing（遊脚初期）

J

JCS Japan Coma Scale（ジャパン・コーマ・スケール）

L

LDL-C　low-density lipoprotein-cholesterol［低比重リポ蛋白質（悪玉コレステロール）］
LR　loading response（荷重応答期）

M

METs　metabolic equivalents
MMT　manual muscle testing（徒手筋力テスト）
MSt　mind stance（立脚中期）
MSw　mid swing（遊脚中期）

O

OKC　open kinetic chain（開放運動連鎖）

P

PAD　peripheral arterial disease（末梢動脈疾患）
PAWP　pulmonary artery wedge pressure（肺動脈楔入圧）
PSw　pre swing（前遊脚期）

R

RC point　respiratory compensation point（呼吸性代償開始点）
ROM　range of motion（関節可動域）

S

SLR　straight leg raising（下肢伸展挙上検査）
SpO$_2$　percutaneous oxygen saturation（経皮的動脈血酸素飽和度）

T

THA　total hip arthroplasty（人工股関節全置換術）
TSt　terminal stance（立脚終期）
TSw　terminal swing（遊脚終期）

1

運動療法の前に，全身状態を把握しよう

高橋哲也

NAVI data
これだけは

このページでは本章で扱うトピックスの基本的事項についてまとめます．

運動療法の前に，全身状態を把握しよう

リハビリテーションの中止基準は患者さんの安全を守るために特に大切です．臨床や実習の場でも逐一確認するようにしましょう．

■ 体重減少の上流に注目しよう

データ1　カヘキシア（悪液質）の定義

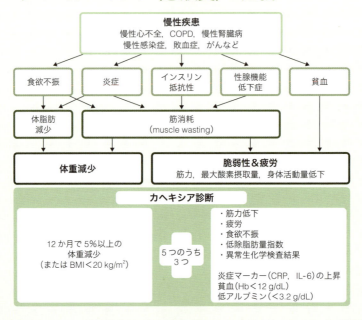

体重減少の上流には，慢性疾患がもたらす食欲不振，全身性炎症，インスリン抵抗性，性ホルモン異常，貧血などのやせの原因がある

声掛けをしながら観察・把握しよう
データ2　リハビリテーションの中止基準

1. 積極的なリハビリテーションを実施しない場合

①安静時脈拍 40 bpm 以下または 120 bpm 以上
②安静時収縮期血圧 70 mmHg 以下または 200 mmHg 以上
③安静時拡張期血圧 120 mmHg 以上
④不安定狭心症の方
⑤心房細動のある方で著しい徐脈または頻脈がある場合
⑥心筋梗塞発症直後で循環動態が不良な場合
⑦治療が必要な致死的不整脈がある場合
⑧安静時から胸痛がある場合
⑨リハビリテーション実施前に既に動悸・息切れ・胸痛がある場合
⑩座位でめまい，冷や汗，嘔気などがある場合
⑪安静時体温が 38℃以上
⑫安静時酸素飽和度(SpO_2)が 90％以下

2. 途中でリハビリテーションを中止する場合

①中等度以上の呼吸困難，めまい，嘔気，狭心痛，頭痛，強い疲労感などが出現した場合
②脈拍が 140 bpm を超えた場合
③運動時収縮期血圧が 40 mmHg 以上，または拡張期血圧が 20 mmHg 以上上昇した場合
④頻呼吸(30 回/分以上)，息切れが出現した場合
⑤運動により不整脈が増加した場合
⑥徐脈が出現した場合
⑦意識状態の悪化

3. いったんリハビリテーションを中止し，回復を待って再開

①脈拍数が運動前の＋30％を超えた場合．ただし，2 分間の安静で＋10％以下に戻らないときは以後のリハビリテーションを中止するか，またはきわめて軽労作のものに切り替える
②脈拍が 120 bpm を超えた場合
③1 分間 10 回以上の期外収縮が出現した場合
④軽い動悸，息切れが出現した場合

4. その他の注意が必要な場合

①血尿の出現
②喀痰量が増加している場合
③体重が増加している場合
④倦怠感がある場合
⑤食欲不振時・空腹時
⑥下肢の浮腫が増加している場合

［日本リハビリテーション医学会(編)：リハビリテーション医療における安全管理・推進のためのガイドライン，p 6，医歯薬出版，2006 より引用・改変］

Q1 運動療法の前の全身状態を把握するための基本を教えてください

- ❶ 理学療法室への来室方法をチェックする
- ❷ まずは第一印象が重要
- ❸ 挨拶をする．コミュニケーションを軽視しない．
- ❹ 顔の表情を注意深く観察する
- ❺ 顔から全身に視点を広げていく
- ❻ バイタルサインは血圧と脈拍測定のみにあらず
- ❼ 説明と同意が重要

❶ 理学療法室への来室方法をチェックする（表1-1）

理学療法室への来室方法には，全身状態が如実に表れます．車椅子で来室した場合は，自走かどうかだけでなく，車椅子に座る姿勢についても観察しましょう．完全に背もたれにもたれかかって，介助者に押してもらっている場合は，体力の低下や運動機能の低下が顕著であることが推察できますし，身体を背もたれから離して座っている場合は，体幹機能が一定以上あり座位が安定していることが推察できます．ブレーキを自分でかけたり，フットレストから自分で足を下ろせるかなどをみることで，安全面に自ら注意を向けられる能力の有無についても推測することができます．

歩いて来室した場合は，病室などの特定の場所から理学療法室まで歩くだけの体力があるということですし，歩きたいという意欲があるということでもあります．杖や補装具の利用状況，介助者や監視者の有無に応じて健側機能やバランス機能を推し量ることができます．歩き方や跛行の有無や変化も重要です．跛行が強調されている場合は，荷重関節に炎症が生じて痛みがあるのかもしれません．歩行のスピードが速くなっている場合は運動機能の改善を示し，逆に遅いときは体力消耗があるかもしれません．

❷ まずは第一印象が重要（表1-1）

疾患を問わず，1日の初めの第一印象を大切にしましょう．第一印象はいわゆる「見た感じ」であり，直感的な「雰囲気」や「見た目」です．1日の初め

表1-1 全身状態を把握するための基本

シーン		目的	観察ポイント
理学療法室への来室方法		・体調の把握 ・体幹機能の把握 ・安全面への自己配慮の可否	・車椅子の使用(自走または押してもらっている) ・車椅子に座る姿勢 ・ブレーキやフットレストの扱い ・歩行介助者の有無 ・杖や補装具の利用 ・歩き方や跛行の有無 ・歩行の速さ
第一印象		・安全管理の第一歩	・いつもとの違いはないか ・なんとなく違う,という直感も重要
挨拶に対する反応		・理学療法に対する意欲や認知機能を確認する ・最もしてほしくないことを確認し,問題が生じないようにする	・話しかけに対する反応 ・声のトーンやボリューム ・つじつまが合うか,記憶に整合性があるか(認知機能) ・「どこか痛いところはありませんか?」 ・「したくないことや,してもらいたくないことはありませんか?」
顔の視診		・理学療法に対する意欲や認知機能を確認する	・表情(無関心/関心,喜び,悲しみ,嫌悪,恐怖,怒り,軽蔑,驚き) ・視線が合うかどうか(目の輝き) ・意識レベルや顔色 ・ショックの三主徴 　①無欲,無関心,虚脱(脳血流量の減少) 　②蒼白で湿った皮膚・冷汗(血流低下や交感神経緊張) 　③弱い頻脈 ・目の下の隈
全身の視診	(1)通常ではないものがあるか	・異常や変化を把握する	・点滴をしている ・ガーゼを当てている(外傷がある) ・関節,骨格が変形している ・色が変わっている(あざがある,皮下出血している) ・食べこぼしの有無,着衣の清潔さなど
	(2)体格と栄養状態	・やせ,肥満の把握 ・栄養状態を把握する ・理学療法上の困難を予測する	・体格,やせ,肥満,筋肉量 ・栄養状態 ・サルコペニア,カヘキシア
	(3)浮腫	・浮腫の原因の推察	・局所性か全身性か ・局所の場合は,炎症を確認 ・全身性浮腫は体位によって移動する
血圧・脈拍の測定		・血圧と脈拍の測定はリスク管理の必須項目	・基準値は「リハビリテーション医療における安全管理・推進のためのガイドライン」に準ずる
触診		・末梢循環不全,浮腫の程度(心不全や腎不全,栄養状態のコントロールを判断する)を把握する	・体表温 ・乾燥や湿潤の程度 ・浮腫 ・極度の緊張や貧血や心不全の状態が進行すると交感神経系が緊張し,手は冷たく色調も悪くなる
説明と同意		・安全対策,医療事故の予防と,起きてしまったときのための対策	・何事もあらかじめ説明をしておく

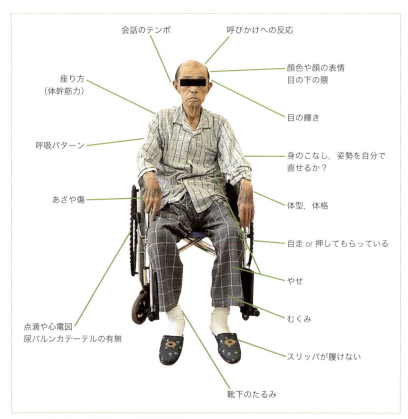

図 1-1　来室した患者さんの観察ポイント

の第一印象は**「いつもとの違い(変化)」に気づくことが最も重要**です．「なんとなくいつもと違う」という根拠のない直感的な印象は，科学的ではありませんが，臨床家の勘というものは意外に当たるものです．「なんとなく」を感じることが，患者さんの安全管理の第一歩につながるのです．患者さんの全体像・印象によく注意を払い，理学療法室に来室したときから診療は始まっていると心にとどめなければなりません(図1-1)．

❸挨拶をする．コミュニケーションを軽視しない．(表1-1)

まず，患者さんと会ったら挨拶をして，体調を聞くなどして話しかけ，それに対する反応を観察してみましょう．「おはようございます．○○さん，今日

の調子はいかがですか？」といった問いかけに対して，いつもと変わりなく元気に反応してくれるのか，声のトーンやボリュームが低く元気がなさそうなのか，精神的な不安や抑うつなどの傾向が強くなっていないかなど，**いつもとの反応の違いを注意深く観察しましょう**．理学療法では基本的に身体への運動ストレス以外にも，できないことをやらなければならないという精神的なストレスもあります．疲労，ストレス，イライラ，無気力，積極性など，肉体的にも精神的にも理学療法に取り組むだけの**意欲があるかを推し量ること**はたいへん重要です．

また話の内容の客観性や患者自身の行動の記憶を確認することで，認知機能を推し量り，その後の詳細な評価の必要性に加え，自己管理の習得法や患者指導の方法を工夫するなど対応を考慮する必要があります．

さらに，患者さんのなかには自分の訴えをしっかり聞いてほしい，と思っている人も少なくないため，「どこか痛いところはありませんか？」，「したくないことや，してもらいたくないことはありませんか？」など，あらかじめ確認し，同意を得ておくと患者さんの安全確保や認識の食い違いによる問題の発生予防ができます．

❹顔の表情を注意深く観察する（表1-1）

患者さんと話をしながら表情を観察しましょう．これから行う理学療法に対する意欲を推し量ることができます．**表情は，無関心/関心，喜び，悲しみ，嫌悪，恐怖，怒り，軽蔑，驚きなどさまざまなもの**を示します．**視線を合わせて目の輝きを観察**します．「目は口ほどに物を言う」というぐらいですから，目が訴えてくるものは少なくありません．これから行う理学療法に対する意欲の有無がわかることに加えて，脳への酸素（血液）供給が判断できます．血圧が低く，脳血液灌流量が少ない場合，目から生気は失われ反応も鈍くなります．ジャパン・コーマ・スケール（JCS），グラスゴー・コーマ・スケール（GCS）など意識レベルの判断もここで併せて行いましょう．

目の輝きと併せて，**顔色の急激な変化に注意する必要があります**．顔色の悪さ（顔面蒼白）は極度の緊張により交感神経系が亢進し，顔の毛細血管が強く収縮する場合に現れたり，低体温，貧血，低血圧などで認められます．貧血の場合は，胃潰瘍や十二指腸潰瘍での吐血や血便で起きることもあるので，顔色が悪いときには「貧血ですね」と簡単に済ませずに，血圧を確認したり，採血結

果を再確認しましょう．顔色が悪いときには，併せて目はうつろとなり，ぼんやりして，無欲・無関心の状態になることもあります．また，口唇の色が紫色っぽくなり，冷汗が出たり，呼吸は速く浅く，脈拍は弱く速くなることもあります．このような状態になると，いわゆるショック（急性全身性循環障害）となる可能性もあります．顔色の急激な変化は要注意です．**①無欲・無関心・虚脱（脳血流量の減少），②蒼白で湿った皮膚・冷汗（血流低下や交感神経緊張），③弱い頻脈，は「ショックの三主徴」**とよばれています．

顔の視診では，顔色以外にも目の下（眼窩）の隈に注意を払いましょう．目の下の隈は過度の疲労や睡眠不足，加齢を意味し，新たに出現したり，いつもより濃かったりすれば，明らかな体調不良を意味しています（図1-1）．

❺顔から全身に視点を広げていく（表1-1）

①通常ではないものがあることの意味を考えましょう

点滴をしている，ガーゼを当てている（傷がある），関節や骨格の一部が変形している，色が変わっている（あざがある，皮下出血している）など，通常ではないものがあるということは，それら一つひと・つに注意を払い，原因や対処を推察しなければならないということです．

点滴をしている場合は，どのような目的でどのような薬剤が点滴されているのかを考える必要があります．**薬を点滴する必要がある病態を推察しなければなりません**し，その病態から発生しうる理学療法上の反応について推察しなければなりません．例えば，利尿薬を点滴しているということは，利尿が進まず（または進める必要があり）全身や肺のむくみがある状態です．肺にむくみがある状態では息切れが生じやすくなるので，呼吸状態や呼吸困難感の評価は必須のものになります．

傷があるとしたら，その部位に過剰な刺激を加えられませんし，二次感染に注意しなければなりません．また，糖尿病を合併しているため治癒が遅い可能性もあります．

変形は先天性のものか，後天的なものかによってもその後の理学療法プログラムに大きく影響します．また，抗血小板薬やワルファリンを服用していると，容易に皮下出血を起こしますが，たとえそうであっても不審なあざの発見は，虐待の早期発見のためにも重要です．

食べこぼしがないかや，着衣の状態や清潔さなどをみることも，その人の生

表1-2 GNRI

Geriatric Nutritional Risk Index：GNRI

GNRI＝14.89×Alb(g/dL)＋41.7×(**現体重/理想体重**)
- 理想体重：BMI＝22となる体重
- 現体重＞理想体重となる場合
  →**現体重/理想体重＝1とする**

GNRI	重症度
＜82	重度栄養障害
82〜91	中等度栄養障害
92〜98	軽度栄養障害
＞99	リスクなし

(Vellas B, et al：J Nutr Health Aging 2006；10：456-465より引用・改変)

活状況を推し量るために重要です．

2 体格と栄養状態

　理学療法を行ううえで，体格および栄養状態の考察は重要です．身体情報として，体格指数，特に**BMI＝体重(kg)÷身長(m)÷身長(m)，では18.5未満を低体重(やせ)，25以上を肥満**と定義しています．18≦BMI＜19を軽度の栄養不良，16≦BMI＜18を中等度の栄養不良，BMI＜16を重度の栄養不良としています．低栄養の場合は，認知症発症リスクが高かったり予後不良であるとされたり，理学療法を行っても運動効果が現れにくいことが容易に想像できます．栄養状態は，GNRI(表1-2)やMNA®(表1-3)で推測することが可能です．

　近年，加齢とともに筋肉量が減少する「サルコペニア」が注目されていますが，心不全，呼吸不全，腎不全，がんなどの慢性疾患に起因する食欲不振，全身性炎症，インスリン抵抗性，性ホルモン異常，貧血などを原因として，体重減少(脂肪量減少や骨格筋量減少)に筋力低下，易疲労性，食欲不振，除脂肪体重減少，生化学データの異常値(炎症反応の増加，貧血，低栄養)などを有する**カヘキシア(悪液質)**の認識も重要です(p.2「NAVI data」データ1)．カヘキシアを原因とする**筋の消耗(muscle wasting)**は疾病が基礎にある筋の消耗であるために，理学療法だけではなかなか改善するのが難しいと理解することが賢明です．「やせているなぁ．廃用か？　栄養状態は悪くないか？　慢性の炎症性疾患由来か？　急性期治療による急激な筋消耗か？　筋力はなかなか付きにくいのではないか？　理学療法の効果が現れるまでには時間がかかるかも？　過重関節への負担は？」など，さまざまなことを推測することができ，リスクマネジメン

表 1-3 MNA®

簡易栄養状態評価表
Mini Nutritional Assessment-Short Form
MNA®

Nestlé
NutritionInstitute

氏名:

性別:　　　年齢:　　　体重:　　　kg　身長:　　　cm　調査日:

下の□欄に適切な数値を記入し、それらを加算してスクリーニング値を算出する。

スクリーニング

A 過去3ヶ月間で食欲不振、消化器系の問題、そしゃく・嚥下困難などで食事量が減少しましたか？
0 = 著しい食事量の減少
1 = 中等度の食事量の減少
2 = 食事量の減少なし

B 過去3ヶ月間で体重の減少がありましたか？
0 = 3 kg 以上の減少
1 = わからない
2 = 1～3 kg の減少
3 = 体重減少なし

C 自力で歩けますか？
0 = 寝たきりまたは車椅子を常時使用
1 = ベッドや車椅子を離れられるが、歩いて外出はできない
2 = 自由に歩いて外出できる

D 過去3ヶ月間で精神的ストレスや急性疾患を経験しましたか？
0 = はい　　2 = いいえ

E 神経・精神的問題の有無
0 = 強度認知症または強度うつ状態
1 = 中程度の認知症
2 = 精神的問題なし

F1 BMI (kg/m^2) : 体重(kg)÷[身長 (m)]^2
0 = BMI が19 未満
1 = BMI が19 以上、21 未満
2 = BMI が21 以上、23 未満
3 = BMI が 23 以上

BMI が測定できない方は、**F1** の代わりに **F2** に回答してください。
BMI が測定できる方は、**F1** のみに回答し、**F2** には記入しないでください。

F2 ふくらはぎの周囲長(cm) : CC
0 = 31cm未満
3 = 31cm以上

スクリーニング値
(最大 : 14ポイント)

12-14 ポイント:　　栄養状態良好
8-11 ポイント:　　低栄養のおそれあり (At risk)
0-7 ポイント:　　低栄養

Ref.　Vellas B, Villars H, Abellan G, et al. *Overview of the MNA® - Its History and Challenges.* J Nutr Health Aging 2006;10:456-465.
Rubenstein LZ, Harker JO, Salva A, Guigoz Y, Vellas B. *Screening for Undernutrition in Geriatric Practice: Developing the Short-Form Mini Nutritional Assessment (MNA-SF).* J. Geront 2001;56A: M366-377.
Guigoz Y. *The Mini-Nutritional Assessment (MNA®) Review of the Literature - What does it tell us?* J Nutr Health Aging 2006; 10:466-487.
Kaiser MJ, Bauer JM, Ramsch C, et al. *Validation of the Mini Nutritional Assessment Short-Form (MNA®-SF): A practical tool for identification of nutritional status.* J Nutr Health Aging 2009; 13:782-788.
® Société des Produits Nestlé, S.A., Vevey, Switzerland, Trademark Owners
© Nestlé, 1994, Revision 2009. N67200 12/99 10M
さらに詳しい情報をお知りになりたい方は、**www.mna-elderly.com** にアクセスしてください。

1 運動療法の前に，全身状態を把握しよう

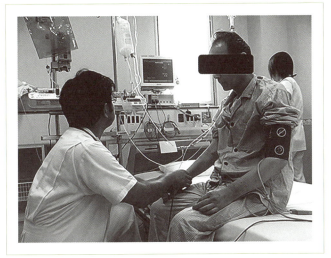

図 1-2 脈の測定
脈をとり，脈拍を数えながら，末梢循環のよしあしを評価する

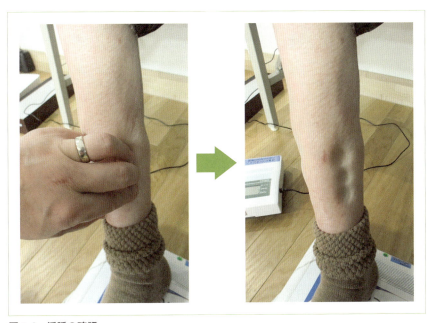

図 1-3 浮腫の確認
約 10 秒間ほど 5 mm ほど押すのが一般的であるが，約 1 分間ほどよりじっくり押すと圧痕性浮腫がよくわかるようになる

トや後のプログラム立案にも大きく影響します．

一方，BMI 25 以上の肥満該当者では，荷重関節の負担は大きく，無理な立位や歩行練習で関節の炎症や損傷を招く恐れがあること，運動機能の獲得と平行して体重管理や適正体重に向けた長期的運動療法プログラムの重要性が考えられます．

③浮腫の状態

浮腫は局所なのか全身なのか，まず分布状況から確認しましょう．局所の場合は，炎症などによる局所の病変により起こり，全身性は心不全や腎不全，低アルブミン血症(低栄養)などで起こります．これら全身性浮腫は体位によって移動しますので，座位であれば足元に認められ，朝方には軽快するという現象が確認されます．圧痕の確認は触診として⑥に後述します．

❻バイタルサインは血圧と脈拍測定のみにあらず(表1-1)

全身状態を把握すると聞き，すぐに連想されるのが，血圧や脈拍に代表される「バイタルサインの測定」かと思います．血圧と脈拍の測定はリスクマネジメントの必須項目です．基準値は「リハビリテーション医療における安全管理推進のためのガイドライン」(p.3「NAVI data」データ2)に準じます．

しかし，**バイタルサインは血圧と脈拍だけでありません**．脈をとるために手に触れた際の体表温，乾燥や湿潤の程度，浮腫なども同時に触診できます．脈をとり，脈拍を数えながら，末梢循環のよしあしを評価しましょう(図1-2)．ある程度血圧がある場合には人肌の温かさを感じることができるでしょう．しかし，極度の緊張や貧血や心不全の状態が進行すると交感神経系が緊張し，手は冷たく色調も悪くなります．普段に比べて手足の温かさに大きな変化はないでしょうか？

脛骨前面など骨が皮下にある部分を1分弱の間，指の腹で押してみましょう(図1-3)．跡が残るのが「圧痕性浮腫」で，跡が残らないものが「非圧痕性浮腫」とよばれています．一般に，心不全や腎不全，重力に伴う毛細血管圧の上昇などのものは，圧痕性浮腫ですが，圧痕性浮腫のなかでも40秒未満で回復する fast edema は低アルブミン血症に伴う栄養状態の低下が原因といわれています．

同時にバイタルサインとして重要な呼吸についても観察しましょう．呼吸回数や呼吸パターンなど，いつもとの違いはないでしょうか？

❼説明と同意が重要(表1-1)

　学生さんは理学療法士の国家資格を有しませんので，免許をもたない段階から，理学療法行為を行うことは慎重さが求められることであるという認識をしなければなりません．そのため，患者さんの検査を行ったり，治療プログラムを実践したりする場合，スーパーバイザーに実施の可否を確認し，許可をもらうことが大前提となります．今日行うことを十分に説明し，**リスクについては患者さんにも十分説明し，同意を得てから，理学療法を行う**ことが重要です．患者さんに事故発生に注意することを心がけさせることも，重要なリスクマネジメントになります．

Q2 リスクマネジメントの基準から逸脱した場合の対処法を教えてください

A Triple S の原則に基づき理学療法を中止しよう

　一般に,『リハビリテーション医療における安全管理・推進のためのガイドライン』(p.3「NAVI data」データ2)にある「リハビリテーションの中止基準」がリスクマネジメントの基準に相当します．この基準から逸脱したからといって，すぐ患者さんの体調が悪くなるわけではありません．反対に逸脱する前に体調が悪くなるときもあります．まずは，基準値はあくまで目安であることを理解して，それぞれの値を頭に入れておいてください．

　万が一,「リハビリテーションの中止基準」に該当した場合，まずはそのときにかかっているすべてのストレスを取り除くことです．理学療法中に万が一リハビリテーションの中止基準にあてはまるような異常反応が現れた際にはTriple S の原則[*]に基づいてその理学療法を中止し，医師の指示を仰ぐことが大切です．

---

[*] Triple S の原則
Stop the therapy and Stay with the patient until Stabilized：治療を止め，患者を元のポジションに戻し，状態が安定するまで患者のそばについている

Q3 高齢者の全身状態を把握する際に，特に注意する点を教えてください

A 「なんとなく……」というあいまいな訴えにこそ注意を向けましょう

　高齢者は身体の変化があっても，自覚症状として訴えない人も少なくありません．体調確認のための問診をしても「わからない」という返事を聞くこともあります．痛みに対する感覚も低下していますので，客観的に表現して訴えることは難しいのです．ですから，なおさらいつもとの違いをしっかり確認することが重要です．**「なんとなく」というあいまいな訴えこそが，高齢者の全身状態を把握する際に特に注意するポイント**です．

　高齢者の血圧の許容範囲は担当医によっても考え方が違いますが，中年者よりも許容されることが多いようです．例えば，「高齢者の血圧を測定したとき，収縮期血圧がいつも180 mmHgを超えているし，200 mmHgのときもあるので困ってしまう．でも医者は大丈夫と言う」という場合があるとします．この場合は，医師にその根拠を確認することが一番です．基本的に高齢者は臓器予備能が低下していますので，主要臓器はある程度の灌流圧が必要で，血圧を下げることでかえって循環不全になる（脳，腎臓，末梢動脈など）可能性があります．また，降圧による予後改善効果は85歳以上では認められない（ただし，心不全や大動脈瘤があれば別）ともいわれています．

　高齢者は，薬物の代謝・排泄機能が低下していて，薬物の蓄積が生じやすい状態にあります．すなわち，代謝や排泄経路となる肝臓や腎臓の機能低下の有無を確認しておくことは重要です．例えば，心不全や高血圧治療のため，ジギタリス製剤やβ遮断薬など腎排泄型の薬剤（カルベジロールは肝代謝型）を服用していることも多いので，薬の作用が増強する可能性があります．また，理解力と記銘力の低下による薬の飲み忘れが多く，少しの血中濃度変化も影響を受けやすいため，服薬状況はよく確認する必要があります．

　高齢者は心房細動が多いので，脈拍と心拍数は大きく乖離します．**脈拍数を脈診で測定しながら心音も聴診し，心拍数と脈拍数の乖離を確認**しましょう（図1-4）．

　また，高齢者は骨格筋も少なく平熱が低いので，微熱に感じられる37℃でも発熱して

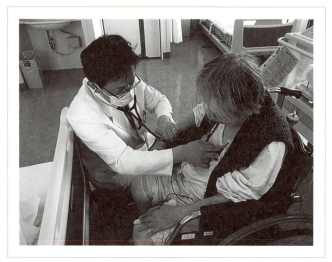

図1-4　心拍数と脈拍数の同期の確認
脈拍数を脈診で測定しながら，心音も聴診し心拍数と脈拍の乖離を確認する

いるのと同様に元気がない場合もあります．あらかじめ平熱を把握しておくことが重要です．

■まとめ

　一般的には，「リハビリテーション医療における安全管理・推進のためのガイドライン」にある「リハビリテーションの中止基準」に従って，全身状態を確認し，理学療法の可否を判断しますが，数字を覚えることが重要でなく，新たな症状の出現や，いつもとの違いに気付くように，常に真剣に患者さんの訴えに耳を傾けることこそが，全身状態を把握するための基本です．

引用・推奨文献

1) 日本リハビリテーション協会（編）：リハビリテーション医療における安全管理・推進のためのガイドライン．医歯薬出版，2006〈すべてのセラピストが目を通すべき．リスクマネジメントの基準値が示されています〉
2) 徳田安春：《JJNスペシャル》アセスメント力を高める！　バイタルサイン．医学書院，2011〈バイタルサインの入門書というべき1冊です〉
3) 山内豊明：フィジカルアセスメント　ガイドブック―目と手と耳でここまでわかる（第2版）．医学書院，2011〈バイタルサインの身体的測定方法や，症状・症候別，身体機能別フィジカルアセスメントの方法について，写真や図を多用しわかりやすい解釈を加えています〉

2

ROM エクササイズの Q & A

矢野秀典

NAVI data
これだけは

このページでは本章で扱うトピックスの基本的事項についてまとめます．

関節の特性を理解しよう

　関節可動域（ROM）エクササイズを行う前に，対象となる関節を理解することが大切です．効率的で有効なエクササイズにするために，そして，リスクを最小限にするためにも関節の理解は欠かせません．ROM エクササイズを実施する前に，該当関節の特性や状態を必ず確認しましょう．

■ 予後を判断するためにも重要！
データ1　関節可動域制限を引き起こす要因

- 骨および骨周囲のぶつかり
- 関節包内組織の異常
- 関節包内の異常運動
- 関節包や靱帯の短縮
- 筋や腱の短縮
- 関節周囲の腫脹や浮腫
- 筋緊張の亢進
- 皮膚の瘢痕化や癒着
- 疼痛
- 心理的要因

■ 最終域感（end feel）を感じ取れるようになろう！
データ2　生理的（正常）最終域感

最終域感	構造	例
軟部組織性	軟部組織の近接	膝関節屈曲（大腿と下腿の後面の軟部組織間の接触）
結合組織性	筋の伸張 関節包の伸張 靱帯の伸張	膝関節を伸展しての股関節屈曲（ハムストリング筋の他動的な弾性のある緊張） 手指の中手指節関節伸展（関節包前部における緊張） 前腕回外（下橈尺関節の掌側橈尺靱帯，骨間膜，斜索の緊張）
骨性	骨と骨の接触	肘関節伸展（尺骨の肘頭と上腕骨の肘頭窩との接触）

［Cynthia C，他（著），木村哲彦（監訳）：関節可動域測定法（改訂第2版），pp 3-12，協同医書出版社，2002より引用］

データ3　病的（異常）最終域感

	最終域感	例
軟部組織性	柔らかい抵抗感，何かが介在している感じがする	・軟部組織の浮腫 ・滑膜炎
結合組織性	ある程度の硬さのある弾力を感じる	・筋緊張の増加 ・関節包，筋，靱帯の短縮
骨性	骨性の軋轢または骨性の制動を感じる	・軟骨軟化症　　・骨関節炎 ・関節内遊離体　・化骨性筋炎 ・骨折
虚性 (empty)	抵抗感を感じない 疼痛により関節可動域の最終位に至ることがないので，真の最終域感ではない	・急性関節炎　　・滑液包炎 ・腫瘍　　　　　・骨折 ・心理的原因：防御反応

［Cynthia C，他（著），木村哲彦（監訳）：関節可動域測定法（改訂第2版），pp 3-12，協同医書出版社，2002より引用，一部改変］

■ 各関節の肢位の違いによるゆとり運動の変化を確認しよう！

データ4　関節の弛緩(安静)位(loose-packed positions)

関　節	肢　位
椎間関節	伸展と屈曲の中間位
顎	軽度の開口(freeway space)
肩甲上腕	55°外転，30°水平内転
肩鎖	基本的立位姿勢で上腕を体側に楽に下げた肢位
胸鎖	基本的立位姿勢で上腕を体側に楽に下げた肢位
腕尺(肘)	70°屈曲，10°回外
腕橈	完全伸展，完全回外
上橈尺	70°屈曲，35°回外
下橈尺	10°回外
橈骨手根(手)	少し尺側偏位で中間位
手根中手	外転–内転と屈曲–伸展との中間位
中手指節	軽く屈曲
指節間	軽く屈曲
股	30°屈曲，30°外転および軽度外旋
膝	25°屈曲
距腿(足)	10°背屈，最大内反と外反の中間位
距骨下	各可動域の中間位
横足根	各可動域の中間位
足根中足	各可動域の中間位
中足趾節	中間位
趾節間	軽く屈曲

［David. J. Magee(著)，岩倉博光，栢森良二(監訳)：運動器疾患の評価, pp 1-20, 医歯薬出版，1990 より引用］

データ5　関節の固定(不動)位(close-packed positions)

関　節	肢　位
椎間関節	伸展
顎	歯をくいしばる
肩甲上腕	外転および外旋
肩鎖	上腕を30°外転
胸鎖	最大限肩を挙上
腕尺(肘)	伸展
腕橈	肘90°屈曲，前腕5°回外
上橈尺	5°回外
下橈尺	5°回外
橈骨手根(手)	橈側偏位で伸展
中手指節(指)	完全屈曲
中手指節(親指)	完全対立
指節間	完全伸展
股	完全伸展および内旋
膝	完全伸展および脛骨外旋
距腿(足)	最大背屈
距骨下	回外(内返し)
横足根	回外(内返し)
足根中足	回外(内返し)
中足趾節	完全伸展
趾節間	完全伸展

［David. J. Magee(著)，岩倉博光，栢森良二(監訳)：運動器疾患の評価, pp 1-20, 医歯薬出版，1990 より引用］

Q1 ROMエクササイズのポイントは何ですか？

A
❶禁忌を知るために関節の状態を確認しよう
❷対象部位の画像などを事前に確認しよう

❶禁忌を知るために関節の状態を確認しよう

　疾患や病期によって，積極的にROMエクササイズを行う必要がある，負荷をかけずにマイルドに行う，関節運動は控えるべきであるなど，さまざまな場面があります．例えば，炎症性疾患の炎症期などでは，関節運動よりもまず安静が優先されます．無理に関節運動などは実施せずにポジショニングや負担のない自動運動程度にとどめるべきでしょう．常に最新の生化学検査結果をカルテなどから入手し炎症状態を把握して，**担当医と適宜，連絡を取り合い**，いつからどの程度の負荷でROMエクササイズを開始するかを確認しましょう．担当医と適切な時期に適切な報告と相談をすることにより，担当医からの信頼を得ることができます．また，担当医への相談なしに自分だけの判断によりリスクのある関節に対し運動を行うことは，事故を引き起こす可能性もあります．対象者はもちろん自分の身を守るためにも，異変を察した際には必ず担当医に相談しましょう．この対象者への**リスクがあるのか否かを判断する能力は，理学療法士として最も大切な能力の1つです**．実際にROMエクササイズを行う際にも，開始前には毎回関節の状態を確認することが必要です．昨日大丈夫だったからといって今日も大丈夫とは限りません．必ず関節周囲を触診し，熱感はないか，腫脹はないかを確かめ，対象者に痛みの有無を確認してからROMエクササイズを開始しましょう．

❷対象部位の画像などを事前に確認しよう

　関節の状態をX線画像などにより事前に知ることも重要です．関節リウマチなどの関節自体が変性する疾患(図2-1)に対しては，慎重に対応する必要があります．症例ごと，関節ごとに状態が異なるので，**常に担当症例の対象部位の画像を確認する習慣をつけましょう**．関節破壊が進んでいる例では，他動的ROMエクササイズにより骨や軟骨，靱帯などの結合組織を損傷してしまう可能性も十分あります．画像診断および担当医との相談により，全可動域の自動

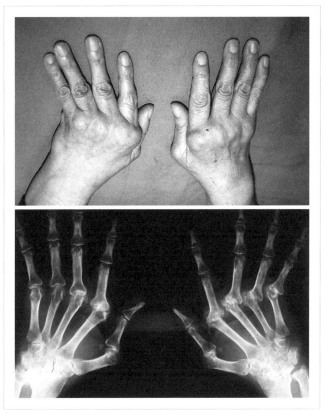

図2-1 関節リウマチによる手指の変形
画像からリスクを判断する

運動のみ行う，生活で動かせる範囲内にとどめる，安静，スプリントなどの装具装着を考慮するなどの対処が必要になります．もちろん，画像上確認する部位は関節内だけではありません．骨折の場合には，骨折部位はどこなのか，癒合状態はどうなのかなどを確認します．ROM エクササイズ時の固定の基本は，対象関節の1つ近位の分節をしっかりと固定することです．したがって，上腕骨骨幹部骨折患者に対する肘関節 ROM エクササイズの場合には，上腕部を固定することになりますが，その上腕部のなかでも骨折部より肘関節に近い部分である上腕骨遠位部をしっかり固定する必要があります(図2-2)．ところ

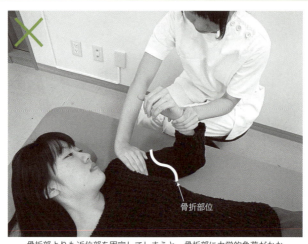

骨折部位

骨折部よりも近位部を固定してしまうと，骨折部に力学的負荷がかかり，再骨折などのリスクが生じてしまう

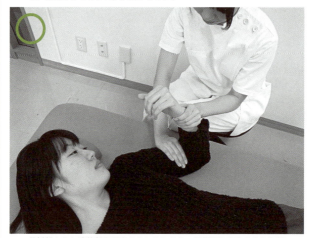

骨折部よりも遠位部を固定することにより，骨折部を安定させた状態でROMエクササイズを行う

図2-2　ROMエクササイズ時の固定部位
事前に骨折部を確認し，固定は安全に確実に行う

が，画像による骨折部位の事前確認ができていないと，どこを固定すればよいのかがわからないという事態が生じてしまいます．

Q2 関節可動域制限の原因を判断するコツや、ROMエクササイズのコツはありますか？

❶最終域感（end feel）を感じとろう
❷他動運動中の抵抗感覚にも敏感になろう
❸痛みや違和感などを聴取しよう
❹関節包内運動を考えよう

❶最終域感（end feel）を感じとろう

　関節可動域を制限する要因は，関節包内の構築学的異常，関節包内運動（副運動）の障害，関節周囲組織の短縮や癒着，筋の短縮や筋緊張の亢進，そして痛みや対象者の心理的要因などさまざまです（p.18「NAVI data」データ1）．これらの状態・病態を理解するためには，ROMエクササイズ時の最終域感（end feel）をROMエクササイズ時に感じとる必要があります．最終域感には，軟部組織性，結合組織性，骨性，虚性があります（p.18「NAVI data」データ2, 3）．**関節可動域の制限因子を知ることは，その関節可動域へのROMエクササイズに関する予後予測にも役立ちます**．最終域感が筋の伸張感であればその後の関節可動域の拡大が期待できるでしょうし，関節包や靱帯の伸張感であれば，現在の可動域の維持が目標になるかもしれません．それぞれの最終域感の手ごたえは異なります．

　まず，筋の伸張感とは，「最終可動域の抵抗感はあるのだが，もう少し負荷をかければまだ可動域は伸びるのではないか」という感覚です．複数回のROMエクササイズによって実際に可動域は拡大していきます．関節包・靱帯の伸張による最終域感は，車のタイヤのような硬いゴムや柔らかいプラスチックのような感覚です．骨性に関しては，硬い抵抗感で異物が接触するような感覚を伴います．各関節の可動域制限因子は必ずしも一様ではなく，個人によっても異なります．すなわち，最終域感も異なってきます．例えば，同じ股関節外転運動であっても，最終域感は対象者により筋性の伸張感の場合もあれば関節包・靱帯性の伸張感の場合もあります．「この関節のこの動きの最終域感は筋性の伸張感である」などと**決めつけてROMエクササイズを行うことは非常に危険です．必ず，自分自身の感覚で最終域感を確かめるようにしましょう．**

❷他動運動中の抵抗感覚にも敏感になろう

　最終域感だけでなく，ROMエクササイズ中の他動運動中の抵抗感にも十分に注意を払いましょう．抵抗感が強い場合には，筋緊張の亢進，痛みや不安感による抵抗，もしくはリラクゼーションの不足などが考えられます．抵抗感を感じるときには，できるだけゆっくりと関節運動を行うようにしましょう．強い刺激は筋の防御的収縮を引き起こしてしまいます．また，関節へ速い運動を与えて急速に筋を伸張させてしまうと，Ia線維インパルスが上行しα運動ニューロンを興奮させ伸張反射を引き起こしてしまい，筋緊張を亢進させてしまいます．一方，筋に対する持続的な静的伸張ではIb求心性インパルスが上行し，介在ニューロンを介してα運動ニューロンを抑制するため筋緊張が抑制されます．したがって，痙性が強い場合などは特に筋線維の長軸方向にゆっくりと持続的な伸張を加えながら，注意深くROMエクササイズを行う必要があります．

❸痛みや違和感などを聴取しよう

　痛みがある場合には，十分に注意しましょう．繰り返される痛み刺激は，末梢神経から脳に至る痛覚伝導路に複数の機能的あるいは構造的な変化を生じさせ，複合性局所疼痛症候群(CRPS)*を引き起こす可能性があります．そのためROMエクササイズは痛みのない，もしくは痛みを最小限にとどめた範囲内で実施する必要があります．痛み，感覚障害，発汗障害，血行障害などからCRPSが強く疑われる場合には，交代浴，過流浴などの物理療法も併用してROMエクササイズ前後の状態変化などに着眼し，さらに注意深く進めましょう．

　痛みが強い場合には，ROMエクササイズよりも疼痛の除去が優先されます．担当医に相談し，薬物療法や神経ブロックを早期に導入する必要があるか

＊ 複合性局所疼痛症候群(complex regional pain syndrome)
　反射性交感神経性ジストロフィー(reflex sympathetic dystrophy：RSD)やカウザルギー(causalgia：灼熱痛)などとさまざまによばれていたものが国際疼痛学会にて統一された症候群．軟部組織や骨，神経の損傷後に疼痛が持続する．症状は，灼熱痛，感覚異常(感覚過敏・感覚低下)，皮膚の血管運動性変化(皮膚温の上昇あるいは低下，発赤など)，発汗異常，浮腫，運動異常(脱力，振戦，攣縮)など多様で，症状が変化することも多い．治療は確立されたものはなく，神経ブロック，経口鎮痛薬，向精神薬，ステロイドなどの薬物療法，温冷交代浴などが行われている．予後はさまざまで，寛解することもあれば，何年も症状が継続することもある．

もしれません．痛みが筋緊張の亢進を引き起こし，その結果，正常でない不自然な関節運動となり，さらなる痛みを誘発させてしまいます．十分に注意しましょう．

❹関節包内運動を考えよう

　関節包内運動の異常がある場合には，**関節包内のゆとり運動を考慮してROMエクササイズを行いましょう**．関節運動を行うには，できるだけゆとり運動が大きい関節肢位，すなわち関節弛緩位(loose packed position)で行うことが望まれます．関節弛緩位は，相対する関節面の距離が最大となり，関節内の摩擦や抵抗が最も少なくなっている肢位です．関節可動域制限のために十分な関節肢位がとれない場合も多いと思いますが，極力関節固定位(close packed position)での関節運動は避けましょう．この関節固定位では対面する関節面が接近し，周囲の靱帯や関節包が最大限に緊張している状態です．それぞれの関節の関節弛緩位と固定位(p.19「NAVI data」データ4, 5)を考慮したうえで，ROMエクササイズを行うように心がけましょう．また，関節包内運動が不十分なときには，ROMエクササイズ実施前に，関節弛緩位での関節モビライゼーションを行うことにより関節運動全般がスムーズになる場面も多くみられます．**ROMエクササイズを行う前に，関節弛緩位で，移動軸となる側の骨頭を他動的に上下・左右方向に動かし，その関節包内の可動性を確かめることが大切です．**

Q3 ROMエクササイズの多すぎ，少なすぎはどのように判断すればよいですか？

A
❶ できれば頻回に行うことが望ましいが，炎症症状や関節の状態により制限しよう
❷ 負荷量を十分に考慮しよう
❸ 関節の不動化を避けよう

❶ できれば頻回に行うことが望ましいが，炎症症状や関節の状態により制限しよう

　症例に対して負担のない範囲であれば，拘縮を予防するROMエクササイズはできるだけ頻回に実施することが望まれます．関節拘縮を予防するためのROMエクササイズ実施方法には諸説あります[3-6]が，科学的に証明された適切なROMエクササイズの回数や頻度はないようです．しかしながら，できれば毎日行う，全可動域にわたる関節運動が必要であるという点に関しては諸説で一致しています．したがって，運動麻痺がある，筋緊張が亢進している，日常生活活動が低下しているなどの**関節拘縮の発生が予測される場合には，少なくとも1日に数回程度の全可動域にわたる運動が必要であると考えられます**．ただし，対象者の全身状態や関節の状態にも大きく左右されます．前述したような炎症症状がある場合や関節が構築学的に不安定な場合などには運動回数を制限する必要があります．

❷ 負荷量を十分に考慮しよう

　もちろん，**対象関節や周囲の組織に対する負荷量を十分に考慮する必要があります**．ROMエクササイズ開始時から各病期における関節可動域と徒手による負荷トルク値を測定した筆者らの研究[7]では，ROMエクササイズ開始時には関節可動域は狭く負荷トルク値は少なく，経時的な推移とともに関節可動域は拡大し，負荷トルク値は最終可動域付近において極端に増大していく傾向を認めています．これは，理学療法士が経験則をもとに症例ごとに病期，関節の病態，痛みなどを勘案したうえでROMエクササイズ時の負荷トルク量を調整して注意深く変化させていることが伺えます．痛みなどを考慮せず，ROMエ

2 ROM エクササイズの Q & A

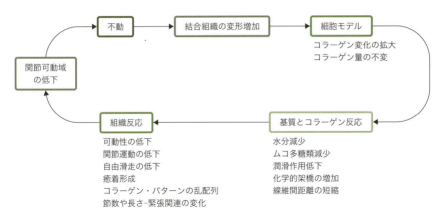

図 2-3 不動による関節可動域低下のメカニズム
[Zachazewski JE：Improvement flexibility. Scully RM, et al（eds）：Physical therapy, pp 698-738, Lippincott Williams and Wilkins, Philadelphia, 1989 より引用，一部改変]

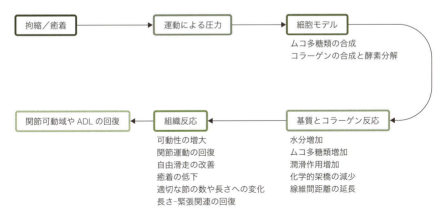

図 2-4 運動による関節可動域回復のメカニズム
[Zachazewski JE：Improvement flexibility. Scully RM, et al（eds）：Physical therapy, pp 698-738, Lippincott, Williams and Wilkins, Philadelphia, 1989 より引用，一部改変]

クササイズの負荷量が強すぎたりすると関節周囲の組織に損傷を与え，その周囲に微小な出血が起こってしまいます．そして，この出血が誘因となり仮骨性筋炎が生じてしまうこともあるので要注意です．

❸関節の不動化を避けよう

コラーゲン線維の架橋形成を抑制し，関節拘縮を予防するために関節の不動化を避けることが重要です．拘縮を起こさない努力は最大限に行いましょう．関節を不動の状態にすることならびに極端な関節運動の低下により分子レベルにおいて新たなコラーゲン線維が合成されます．コラーゲン架橋として既存のコラーゲン線維と結合することによりコラーゲン間の自由度が減少します．コラーゲン変化が進み，基質反応として水分，ムコ多糖類が減少して潤滑作用が低下します．このコラーゲン架橋の増加によって，さらに関節運動は制限されてしまい拘縮を惹起させてしまいます(図2-3)．そして，運動による関節可動域拡大作用の機序は，その逆となります．拘縮や癒着を起こした関節に対し運動を行うことによりコラーゲンの合成と酵素分解が起こります．基質とコラーゲンにおける反応において水分とムコ多糖類が回復するとともに，架橋が減少することで癒着が低下し関節が正常に近い状態へと回復して，関節可動域が改善されます(図2-4)[8]．

Q4 ROMエクササイズ基本中の基本は何ですか？

❶ リラクゼーションを心がけよう
❷ 解剖学や運動学の知識を活かそう
❸ 運動方向を意識しよう
❹ ROMエクササイズとストレッチングは異なることを認識しよう

❶リラクゼーションを心がけよう

　まずは，対象者に対してリラクゼーション肢位をとらせることが基本です．筋の緊張やこわばりにより関節運動が阻害され，場合によっては痛みを引き起こす要因にもなりかねません．ポジショニングとして，立位よりも座位，座位よりも臥位のほうがよりリラクゼーションが得られやすくなります．また，自身の腕や足などを他動的に動かされることには誰でも恐怖感を覚えます．事前にオリエンテーションを丁寧に行うなど，対象者に安心感を与える工夫をしましょう．**対象者のリラクゼーションができているかどうかを目視で確認することが大事**です．口頭だけの確認ではなく，ROMエクササイズを実施する関節をみるのではなく，相手の顔をみて苦痛の表情はないかを確認しましょう．場合によっては，顔だけでなく，固く手を握り締めていないかなど，細部までみてリラクゼーションができているかどうかを確かめましょう（図2-5）．ROMエクササイズだけでなく，理学療法実施時には，目，耳，手足など体のすべてが異常をいち早く捉えるセンサーとならなければなりません．

❷解剖学や運動学の知識を活かそう

　関節包内運動には，滑り，転がり，回旋，離開などがあり，臨床場面では，これらの関節包内運動を適切に誘導することが重要です．関節包内運動に関しては，凹凸の法則が広く知られています．凸状の関節面側が固定されて凹状の関節面側を動かす場合には，その凹状の関節面は関節の運動方向と同じ方向に動きます（凹の法則）．また，凹状の関節面側が固定され凸状の関節面側を動かす場合には，凸状の関節面はその関節の運動方向とは反対の動きをします（凸の法則）．ROMエクササイズを実施する関節の動かす分節の骨端の関節面形状

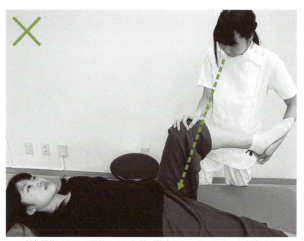

対象関節である股関節のみに視線が集中している．これでは対象者の苦痛表情などを見落としてしまう．

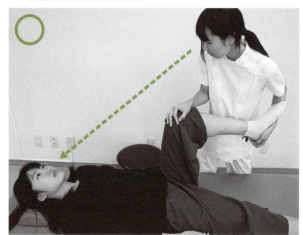

表情や細かな手指の動きなど対象者全体に対して常に配慮しながら注意深く ROM エクササイズを進める

図 2-5　ROM エクササイズ時の視線
視線は，患部だけに固定しない．対象者の表情やちょっとした変化も見逃さないようにする．

が凹なのか凸なのかを常に念頭におき，**正しい関節包内運動が行われるように，その骨頭を誘導しましょう**．すなわち，正しい解剖学や運動学の知識がなければ，適切な関節運動を引き出すことができず痛みや違和感を生じさせることになってしまいます．

❸運動方向を意識しよう

動かそうとする関節の構造と状態を理解し，それぞれの関節に適した ROM エクササイズを行うように心がけましょう．脳血管疾患による片麻痺の肩関節亜脱臼を有する対象者も多くいます．そのような場合，上腕骨骨頭が遠位部にある状態のまま ROM エクササイズを行ってしまうと，弛緩している肩関節周囲筋がさらに伸張されてしまい，亜脱臼が増悪してしまいます．上腕骨骨頭を正しい位置に誘導しアライメントを整えたうえで正確な運動方向に動かしましょう．疾患の進行や骨折，手術などによりアライメントが変化している対象者(図 2-6)にも多く遭遇します．変形性関節症などにより関節軟骨が摩耗したり，靱帯，腱の付着部などに骨棘が形成されたりすることにより関節のアライメントが崩れると，ROM エクササイズの実施により痛みが増強されてしまうことがあります．前述したように，事前に X 線画像などにより対象関節の骨アライメントの乱れを把握したうえで関節に負荷のかからない運動方向へ ROM エクササイズを行わないと，関節軟骨や関節包，靱帯などの関節構成体を損傷させてしまいます．**アライメントを正確に理解し，その関節に適した方向への**

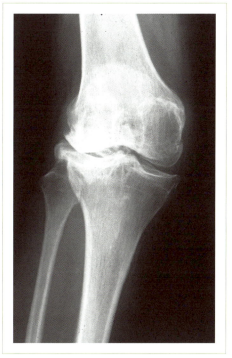

図 2-6　右外側型変形性膝関節症
アライメントの崩れに応じた ROM エクササイズを行うことが大事！

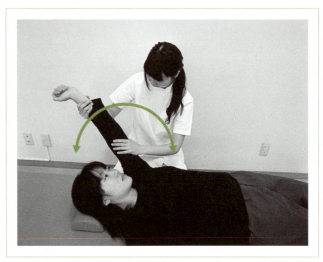

図 2-7　ROM エクササイズの運動方向
円運動を心がけて動かす

ROM エクササイズが求められます．

❹ ROM エクササイズとストレッチングは異なることを認識しよう──
　関節運動は，大関節でも小さな関節でも必ず円運動です．基本中の基本は，対象関節の 1 つ近位の分節をしっかりと固定し，円運動(図2-7)を心がけて他動的に最終可動域まで移動分節を誘導することです．ストレッチングでは，必要に応じて直線運動となりますが，ROM エクササイズとストレッチングは異なります．また，**ROM エクササイズは全可動域を動かす手技です**．したがって，2 関節筋弛緩位で筋伸張の影響を受けない関節肢位で実施する必要があります．**筋の短縮が認められる場合には，2 関節筋伸張肢位での筋へのストレッチングを併用すべき**です．最終可動域まで達していない，直線的に動かしている，などが臨床場面でしばしばみられます．常に基本を守り，安全で効果のある ROM エクササイズを心がけましょう．

■まとめ

　ROMエクササイズに関するごく基本的なことについて解説しました．ROMエクササイズを行う関節は，疾患により，症例によりまったく異なるため，どの方法がベストであるとは一概に述べることはできません．この関節が制限されている要因は何だろう，リスクを回避したうえで，可動域を効率的に維持・拡大させるためには，どのような方法が望ましいのだろうかと画像データや臨床データをもとに日々考えながら，臨床でのROMエクササイズに従事してください．常によりよい方法を考えて行うことがROMエクササイズの達人への第一歩です．

引用文献

1) Cynthia C, 他(著), 木村哲彦(監訳)：関節可動域測定法(改訂第2版). pp 3-12, 協同医書出版社, 2002
2) David. J. Magee(著), 岩倉博光, 栢森良二(監訳)：運動器疾患の評価. pp 1-20, 医歯薬出版, 1990
3) 中村隆一(監)：入門リハビリテーション医学(第2版). pp 97-106, 医歯薬出版, 1998
4) 上田 敏, 他：リハビリテーション基礎医学(第2版). pp 213-222, 医学書院, 1994
5) 赤居正美：運動療法による予防と治療. 総合リハ 34：663-666, 2006
6) 千野直一, 他(編)：リハビリテーションMOOK 運動療法・物理療法・作業療法. pp 19-29, 金原出版, 2002
7) 矢野秀典, 他：膝関節拘縮に対する他動的ROM訓練時の徒手負荷量のトルク特性. 理学療法学 28：332-337, 2001
8) Zachazewski JE：Improvement flexibility. Scully RM, et al (eds)：Physical therapy, pp 698-738, Lippincott Williams and Wilkins, Philadelphia, 1989

推奨文献

1) 中村耕三(監)：整形外科クルグス(第4版). 南江堂, 2003 〈整形外科疾患だけでなく, 運動器の基礎知識, 各種検査についてなど, 幅広く学ぶことができます〉
2) 奈良 勲, 浜村明徳(編)：拘縮の予防と治療(第2版). 医学書院, 2008 〈拘縮の病態や評価・予防・治療まで学ぶことができます〉
3) 津山直一(監修)：標準リハビリテーション医学(第2版). 医学書院, 2000 〈リハビリテーション医学全般および各種疾患のリハビリテーションまで学ぶことができます〉
4) 上田 敏, 千野直一, 大川嗣雄(編集)：リハビリテーション基礎医学(第2版). 医学書院, 1994 〈リハビリテーション医学の基礎となる正常生理・病態生理・治療学を学ぶことができます〉
5) 岩谷 力, 黒澤 尚, 江藤文夫, 赤居正美, 星野雄一, 飛松好子(編集)：運動器リハビリテーションクルグス. 南江堂, 2008 〈運動器の解剖・生理・運動学から治療・リハビリテーションまで幅広く学ぶことができます〉

コラム

関節可動域をできるだけ正確に測るにはどうしたらよいですか？

吉松竜貴

　関節可動域を正確に測るために最も有効な手段は「一人で測らない」ということです．養成校でも，臨床実習でも，関節可動域が"一人で"正確に測れるかどうかを試されますが，実は「他動的可動域の測定に当たっては介助者がいるとよい」ことは成書にも記載されているのです[1]．関節の固定とゴニオメータでの測定を分担するだけで，かなり正確に関節可動域を測定することができます．その際，唯一絶対に必要なのは，**標準的な方法を共有していること**です．関節可動域は理学療法において一般的であるがゆえに，個人が独自にその測定法を歪めてしまっていることも少なくありません．経験年数にかかわらず，測定法の再確認をお勧めします(表)．

　研究領域では，関節可動域を正確に測定するために「写真」を用います．すなわち，デジタルカメラで撮影された画像データを PC 上で処理して角度を算出することが一般的になってきているのです．もちろん，関節の固定役と撮影者は分担されます．また，この方法で重要なのはマーキングです．ランドマークの位置を画像上で特定しやすくするために，シールなどを用いてマーキングを行います．これはゴニオメータを利用した測定にも有効ですので，積極的に流用したいところです．対象者に角度変化を伝える際に，数値で伝えるよりも前後の画像をタブレットなどで比較してもらうほうが，まさに一目瞭然であり，そうした時代は目の前に迫っています．臨床においてこそ，こうした IT への精通が重要にな

表　関節可動域測定上の留意事項

具体的内容	練習の必要性
①測定する関節をできるだけ露出する	
②ランドマークは部分でなく点で捉える	○
③ランドマークにマーキングを行う	
④運動面を意識して真っ直ぐに関節を動かす(複合動作を避ける)	○
⑤単関節のみに関節運動が生じる範囲で動かす(代償動作を避ける)	○
⑥測定する関節以外の部位はできるだけ安定するようセッティングする	
⑦測定時は衣類の張りに留意する	
⑧最終域(end feel)が常に一定となるよう留意する	○
⑨関節運動の生じている面上に角度計を配置する(傾けない)	○
⑩再測定の際には同じ状況で測定する	

るのかもしれません．

　とはいえ，臨床ではどうしても一人で関節可動域を測定しなくてはならない状況も数多く存在します．一人で他動的に関節可動域を測定する際に正確性を高めるためのポイントは**手間を惜しまずに基本的な留意事項を励行する**ことです．技術の習熟度によって結果に差が出るので，治療技術同様，検査・測定技術の鍛錬にも努めていただきたいと思います．

引用文献
1) 松澤　正，他：理学療法評価学　改訂第4版．p 38, 金原出版, 2012

3

筋力増強運動のQ&A

金口瑛典・木藤伸宏・小澤淳也

NAVI data
これだけは

このページでは本章で扱うトピックスの基本的事項についてまとめます.

筋力とその評価法を理解しよう

筋力増強運動について考えるときに, 筋力とは何か？ 筋力はどのように評価するのか？ について知る必要があります. はじめに, 筋力発揮のメカニズムと筋力の評価法について簡単に説明します.

■ 筋力はさまざまな要因に影響を受ける
データ1 筋力発揮の過程と阻害因子

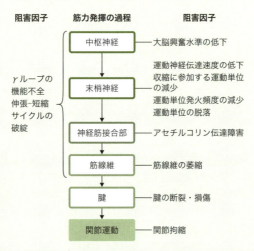

随意的に筋を収縮させるためのシグナルは, 運動野をはじめとした大脳皮質から生じ, 脳幹, 脊髄, 末梢神経から神経筋接合部を介して筋線維に伝達され, 筋線維の収縮が生じます. 筋線維の収縮により生じた張力は腱を通して骨に伝達され, 最終的に関節の運動が生じます. この関節を動かす力の大きさが筋力です. 実際には, この一連の機構にさまざまな要因により修飾を受け, 筋力は変化します.

臨床での筋力は関節トルク (モーメント) で表すことが多く, 筋力の大きさは, 筋線維が発揮する張力とレバーアーム (関節中心から筋の走行に対して直角に引いた線の長さ) が関係します.

■それぞれの長所と短所を知ろう
データ2　筋力の評価法

機器を用いない方法	徒手筋力テスト(MMT)	長所	機器が不要，短時間で評価が可能，場所を問わない
		短所	検者の主観が含まれる，小さな変化(違い)は検出困難
機器を用いる方法	トルクマシン	長所	筋力の定量的評価が可能，検者の技量に影響されない
		短所	高価，設置場所を必要とする，測定に時間がかかる
	ハンドヘルドダイナモメータ	長所	比較的安価，持ち運び可能，筋力の定量的評価が可能
		短所	検者の固定力を超える筋は評価が困難

　筋力の測定法には，MMTによる機器を用いない方法とトルクマシンやハンドヘルドダイナモメーターといった機器を用いた方法があり[1]，それぞれに長所と短所があります．

■サルコペニアによる筋力低下は身体能力低下をもたらす
データ3　サルコペニア検出のためのアルゴリズム

　近年，筋力低下に関連してよく聞く用語として，サルコペニアがあります．サルコペニアは，1989年に「加齢による骨格筋量の減少」として最初に提唱されました[2]．近年では，筋量の減少だけでなく，それに伴う筋力や身体能力の低下も含めるという考え方が一般的であり，European Working Group on Sarcopenia in Older People(EWGSOP)による報告では，「身体能力の障害，QOLの低下や死のような有害な結果をもたらすリスクを伴う，進行性で全身性の骨格筋量と筋力の低下に特徴づけられる症候群である」と述べられています[3]．

　サルコペニアを検出するためのEWGSOP版アルゴリズムを用いて日本で行われた疫学調査によると，65歳以上の一般住民のサルコペニア有病率は男性13.8％，女性12.4％であり，85歳以上に限定すると，それぞれ31.8％と62.2％にもなります[4]．このように，筋力低下やそれに伴う身体機能の低下は日本でも大きな問題となっています．

　さらに，近年ではアジア人を対象としたアルゴリズム(右図)がAsian Working Group for Sarcopeniaから発表されました[5]．

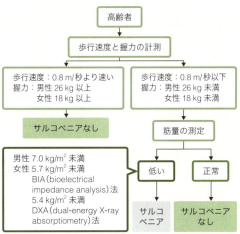

(Chen LK et al：Sarcopenia in Asia：consensus report of the asian working group for sarcopenia. J Am Med Dir Assoc 15：95-101, 2014 より改変)

Q1 筋力低下の原因を判断するコツはありますか？

A ❶筋性と神経性の要因に分けて，原因を考えよう
❷異常な姿勢や関節拘縮にも注意しよう

❶筋性と神経性の要因に分けて，原因を考えよう

　効果的に筋力増強を図るためには，筋力低下の原因を明らかにすることが不可欠です．筋力が低下しているということは，p.38「NAVI data」データ1で紹介した，一連の筋力発揮の過程に関与する器官のどこかに構造や機能の異常が生じていることが推測されます．脳卒中やギランバレー症候群といった神経疾患，筋ジストロフィーなどの筋疾患，神経筋接合部の障害である重症筋無力症などがあれば，当然，筋力低下が生じます．しかし，これらの疾患がなくとも筋力低下が生じることがあります．その原因として，さまざまな可能性を考える必要がありますが，**筋萎縮による筋性要因と，神経の活動低下による神経性要因が関与していることが多く，これらは筋力増強運動により改善可能**な場合があります(図3-1)．

① 筋性要因

　筋により発生する張力が，筋線維横断面積の総和，つまり生理学的筋横断面積に比例することはよく知られています[6]．そのため，筋萎縮が生じ，筋の横断面積が減少すれば，当然筋力低下の原因となります．筋はダイナミックな組織であり，刺激の減少に対して比較的短期間で適応します．例えば，56日間の臥床により，筋横断面積は下腿三頭筋で18.3%，大腿四頭筋で14.4%減少します[7]．また，低栄養[8]や炎症性疾患の治療などに用いられる糖質コルチコイド（ステロイドの一種）[9]も筋萎縮の原因となります．周径測定により筋のボ

神経性要因
・廃用や老化による神経活動の低下＊
・関節原性筋抑制
・中枢・末梢神経疾患

神経筋接合部性要因
・神経筋接合部での伝達不全（重症筋無力症など）

筋性要因
・筋萎縮＊
・興奮収縮連関の機能低下＊

＊筋力増強運動により改善可能

図3-1　筋力低下の主な原因

リュームの大まかな評価を行い（浮腫や皮下脂肪の影響も考慮する必要があります），その後，視診・触診によりどの筋が萎縮しているのか評価していきます．

2 神経性要因

筋力が低下している患者や対象者を評価すると，筋萎縮の程度以上に筋力低下が著しいことがあります．このように，筋萎縮の程度に不釣り合いな筋力低下が生じている場合，神経活動の低下が疑われます．神経活動の低下は，さまざまな原因で生じることが知られています．その原因の1つとして，廃用が挙げられます．臥床やギプス固定による廃用では，筋萎縮のみならず，神経活動の低下が生じ，筋力低下に寄与します[10, 11]．また，高齢者では，廃用状態でなくとも，若年者と比較して神経活動が低下しています[12]．さらに，関節に痛みや腫脹がある場合も，神経活動の低下による筋力低下が生じ，この現象は，関節原性筋抑制（arthrogenic muscle inhibition）とよばれています[13]．膝関節の術後に，筋萎縮が生じていないにもかかわらず，筋力低下やそれに伴うエクステンションラグ（膝の自動伸展が他動伸展可動域と比較して小さい状態）が生じることがあります．このエクステンションラグには関節の膨満・痛みが関与するといわれており[14]，関節原性筋抑制による影響が大きいと考えられます．神経活動を評価するには，筋電図[15]や電気刺激装置とトルクマシンを併用した検査[10, 11]などが必要ですが，臨床場面において，日常的にこれらの検査を行うことは困難な場合が多いと思われます．**高齢者，廃用状態や関節疾患患者では，筋力低下に神経性要因が関与している可能性を念頭におき，理学療法を進めていく必要があります．**

❷ 異常な姿勢や関節拘縮にも注意しよう

通常，動作中に効率よく力を発揮するために，伸張-短縮サイクルを使用しています．伸張-短縮サイクルとは，求心性収縮の前に遠心性収縮が加わると，伸張による弾性の増加と伸張反射の誘発により，よりパワフルな求心性収縮が生じる現象です[16]．例えば，歩行の立脚終期から前遊脚期では股関節の伸展が生じ，その後，股関節を屈曲し，下肢を前方にスイングします．このとき，股関節屈筋は遠心性収縮の後に求心性収縮が生じる，伸張-短縮サイクルを用いて，効率的な下肢のスイングを行っていると考えられます．しかし，股関節の屈曲拘縮や円背があると，股関節の伸展が十分できず，その結果，下肢スイング時に股関節屈筋の十分な筋力が発揮されにくくなります．このように，異常な姿勢や関節拘縮も間接的に動作中の筋力発揮を抑制する可能性があります．

Q2 筋力増強運動の種類について教えてください

A
① 筋力増強運動の種類には，運動の方法による違いがある
② 収縮様式により制御の方法や効果が異なる
③ OKC と CKC に分けることもできる

❶ 筋力増強運動の種類には，運動の方法による違いがある

　筋力増強運動の種類について，運動の方法で分類すると，重錘，マシン，セラバンドなどの器具を用いた運動，スクワットや腕立て伏せといった自重を用いた運動，水の抵抗を利用した水中運動，電気刺激などに分けられます．それぞれの方法に一長一短あります．例えば，マシンを用いた運動には，正しい軌道で運動が可能という利点があります．また，重錘を用いた運動では，協調的な関節の運動が要求され，スポーツや日常生活活動（ADL）に則した負荷をかけることができます．The American College of Sports Medicine（ACSM）が示したガイドラインでは，理学療法の対象となりやすい筋力増強運動の初心者から中級者では，マシンと重錘を用いた運動の両方を行うことが推奨されています[17]．

　筋力増強運動のターゲットとなる筋は，周囲の筋よりも筋力が低下している場合が多いため，不適切な運動方法で行うと周囲筋による代償運動が生じ，ターゲットとした筋の効果的な筋力増強が妨げられてしまいます[18, 19]．そのため，評価を行ったうえで，適切な運動方法を選択する必要があります．

❷ 収縮様式により制御の方法や効果が異なる

　筋力増強運動の種類について，運動時の筋長の変化から，等尺性（静止性）収縮，求心性収縮，遠心性収縮に分けることができ，それぞれの収縮様式で制御の方法や効果が異なります．

　等尺性（静止性）収縮とは，筋収縮時に筋長が変化しない収縮様式であり，代表的な例として，大腿四頭筋の muscle setting が挙げられます．等尺性収縮では，関節運動が生じないことから，関節に運動時痛がある場合やギプス固定中の筋力増強運動として有用です．

　求心性収縮は，筋力が抵抗力より大きく，筋が短縮しながら収縮します．一方で，遠心性収縮は抵抗力が筋力より大きく，筋が引き伸ばされながら収縮し

ます.例として,スクワット時の大腿四頭筋は,しゃがみこむときは遠心性収縮,立ち上がるときは求心性収縮となります.求心性収縮と遠心性収縮では運動単位の動員順序が異なります.運動単位の動員順序には一定の法則があり(サイズの原理),通常,収縮張力が弱い場合には疲労しにくい遅筋線維(タイプⅠ線維)が動員され,収縮張力が大きくなると疲労しやすいが大きな張力を発揮できる速筋線維(タイプⅡ線維)が動員されます[20].しかし,遠心性収縮では,この動員順序が逆になります[21].そのため,遠心性収縮を用いた筋力増強運動は,高閾値の運動単位に支配される筋線維(主に速筋線維)を動員するための運動として有用と考えられます.

このように,収縮様式により期待される効果に違いがありますが,ACSMが示した筋力増強運動のガイドラインでは,いかなるレベルの対象者でも,等尺性収縮,求心性収縮,遠心性収縮を含んだ運動が推奨されています[17].

❸ OKC と CKC に分けることもできる

運動連鎖の観点から,運動の種類を OKC と CKC に分けることもできます.OKC は開放運動連鎖ともよばれ,四肢の末端が自由な状態での運動を示します.例として,SLR やレッグエクステンション(端座位での膝伸展運動)が挙げられます.また,CKC は閉鎖運動連鎖ともよばれ,身体末端の運動が床や壁に接触することにより制限された状態での運動を示します.例として,スクワットや腕立て伏せが挙げられます.OKC では単関節運動を行うことができ,個々の筋力が不十分な場合,特定の筋を選択的に強化するために有用です.一方で,CKC は荷重位の活動中に要求される多関節の協調的な運動の学習に不可欠です.

臨床で,MMT で評価した筋力は十分回復しているにもかかわらず,歩行中にトレンデレンブルグ徴候や膝折れが生じることがあります.これは,OKC の運動では十分な筋力が発揮できる一方で,CKC の運動では十分な筋力が発揮できないことを示唆します.実際に,OKC と CKC で発揮される筋力の相関はやや低いと報告されています[22].ADL では,多くの場合,上肢は OKC,下肢は CKC の運動が要求されます[23].そのため,特に下肢の筋力増強運動を行う場合,OKC により局所的な筋力の改善を図った後,可及的早期に CKC による運動を取り入れる必要があります[24].

Q3 筋力増強運動の負荷や回数は，どのように決めればよいですか？

A 1 RM を算出しよう

　筋力増強運動の負荷を決定する際，基準となるのが1 RM です．1 RM とは，1回挙上(反復)可能な最大の負荷を示します．1 RM の測定法には，実測する方法と推定する方法の2種類があります[24]．実測する方法では，徐々に負荷を増やしていき，1回しか挙上できなくなった負荷が1 RM となります．しかし，実測する方法では高負荷をかけるため，けがのリスクが伴います．高負荷をかけることが難しい場合では，推定する方法のほうが望ましい場合があります．推定する方法では，最大下の負荷で反復運動を行い，最大反復回数に基づいて1 RM を推定します(表3-1)．例えば，10 kg の負荷で10回反復できた場合，1 RM＝10 kg/0.75＝約 13.3 kg と推定できます．
　ここでは，筋力増強運動の負荷の設定に関する ACSM が示したガイドライン[17]を参考に，筋力増強運動の負荷の設定方法について考えていきます．運動の負荷は，対象者のレベルにより異なりますが，理学療法の対象となりやすい

表 3-1　反復回数と 1 RM の関係

最大反復回数	1 RM に対する割合(%)
1	100
2	95
3	93
4	90
5	87
6	85
7	83
8	80
9	77
10	75
11	70
12	67
15	65

(Joseph MW：筋力テスト．ストレングス＆コンディショニングジャーナル 15：54–55，2008 より引用)

表 3-2 ACSM が推奨する筋力増強運動のプログラム

目的	負荷	回数	速度	セット数	セット間の休憩	頻度
筋力増強	1 RM の 60〜70%	8〜12 回	低〜中速	1〜3 セット	2, 3 分	週 2〜4 回
筋肥大	1 RM の 70〜85%	8〜12 回	低〜中速	1〜3 セット	1, 2 分	週 2〜4 回
筋持久力向上	低負荷	10〜15 回	低速	数セット	1 分未満	週 2, 3 回
高齢者の筋力増強	1 RM の 60〜80%	8〜12 回	低〜中速	1〜3 セット	1〜3 分	週 2, 3 回

(American College of Sports Medicine：Progression Models in Resistance Training for Healthy Adults. Med Sci Sports Exerc 41：687-708, 2009 をもとに作成)

筋力増強運動の初心者から中級者を対象とした場合の負荷の設定方法について述べていきます．

①筋力強化を目的とした場合

筋力強化を目的とした場合，1 RM の 60〜70% の負荷で，8〜12 回，低〜中速(1〜5 秒かけて下ろし，1〜5 秒かけて挙上する)で運動を行います．これを 2〜3 分間の休憩を挟み，1〜3 セット行います．この運動を週 2〜4 回行います．

②筋肥大を目的とした場合

筋肥大を目的とした場合，1 RM の 70〜85% の負荷で，8〜12 回，低〜中速で運動を行います．1〜2 分間の休憩を挟み，1〜3 セット行います．運動の頻度は週 2〜4 回とします．

このような高負荷の運動では，速筋線維(タイプ II 線維)を含むほとんどの筋線維が動員され，結果的に筋の肥大が生じやすくなります．

③筋持久力向上を目的とした場合

筋持久力向上を目的とした場合，低負荷で 10〜15 回，低速(5 秒かけて下ろし，5 秒かけて挙上する)で運動を行います．セット間の休憩は 1 分未満とし，数セット繰り返します．この運動を週 2〜3 回行います．

サイズの原理に従い，低負荷の運動では，持久力に優れた遅筋線維(タイプ I 線維)が優先的に動員されるため，持久力の向上につながります．

④対象者が高齢者の場合

高齢者でも，筋力増強運動を行うことにより，筋力の改善は期待できます．ACSM のガイドラインでは，高齢者の筋力増強や筋肥大を目的とした場合，1 RM の 60〜80% の負荷で，低〜中速の運動を 8〜12 回，セット間の休憩 1〜3 分で，1〜3 セット，週 2〜3 回行うことが推奨されています．

しかし，高負荷での運動は，けがのリスクが高く，高齢者に適用困難な場合

もあります．1 RM の 20％の低負荷でも，最大速度の求心性収縮運動（いわゆるパワートレーニング）を行うと，高負荷（1 RM の 80％）よりも効果は低いものの，筋力を改善することが可能です[25]．そのため，低負荷でも適切な運動方法で行えば，筋力の改善が期待できるといえます．

　ここまで紹介した ACSM に推奨されているプログラムの設定方法を**表 3-2** にまとめます．

Q4 筋力増強運動を効果的に行うコツはありますか？

A トレーニングの原則に従って行いましょう

　筋力増強運動を効果的に行うためには，**7つのトレーニングの原則**[26]に従って行うことが大切です．

①過負荷の法則
　筋力増強運動を行うときは，日常生活でかかる負荷よりも高い負荷，つまり過負荷を課さなければ，筋力増強は期待できません．前述した負荷の決定方法を参考に，適切な負荷を設定する必要があります．また，筋力増強運動により筋力が増強した場合，それに合わせて負荷も高める必要があります．

②漸進性の法則
　運動の負荷は少しずつ増加させなければ，高い効果は得られないという法則です．過負荷の法則に従い，筋力の増加に伴い徐々に負荷を高めていく必要がありますが，急激な負荷の増加はオーバートレーニングやけがの原因となる可能性があり，注意が必要です．オーバートレーニングを避けるために，負荷は2〜10％ずつ増加させることが推奨されています[27]．

③反復性の法則
　筋力増強運動の即時的な効果はあまり期待できません．適度な負荷の運動を適度な間隔で反復することにより，筋肥大や神経系の適応が生じ，筋力増強につながります．

④特異性の法則
　トレーニングは目的に応じてプログラムされなければならないということを表しています．例えば，100m走の選手が毎日数十kmのジョギングを行っても競技力の向上は期待できません．また，マラソンの選手が毎日ウエイトトレーニングを行っても速くなりません．このように，**何を目的に筋力増強運動を行うのか明確にし，それに応じてプログラムを立てる必要があります．**

⑤意識性の法則
　筋力増強運動を行う患者や対象者自身が，なぜこの運動が必要なのか，この運動でどこの筋力が強化されるのかを理解し，意識したうえで運動を行うこと

が重要であるということを表しています．意識性を高めるために，**筋力増強運動実施前に，運動の目的を説明したうえで運動を行う必要があります**．また，強化したい筋を運動中に視覚的または触覚的に意識させることも有効です．

⑥個別性の法則

運動の効果を最大限に引き出すためには，個々に合わせたトレーニング内容にする必要があるという法則です．運動開始時の筋力や筋力増強が必要な部位はそれぞれ異なります．そのため，個々の能力や目的を考慮して，プログラムを立てる必要があります．

⑦全面性の法則

ADLやスポーツでは，さまざまな要素が必要とされます．さらに，筋力のなかでも，動作中に要求される筋力の収縮様式はさまざまです．**筋力増強運動により強化した筋力を最終的にはADLやスポーツで活かさなければなりません**．そのためには，さまざまな要素の運動を取り入れる必要があります．例えば，OKCとCKC両方の運動をプログラムに組み込む，等尺性，遠心性および求心性の運動を取り入れるといったことが必要です．

Q5 筋力増強運動の多すぎ(過用),少なすぎ(廃用)はどのように判断すればよいですか?

A
❶多すぎ(過用)は疲労の訴えや生理学的・心理学的・生化学的変化で判断しよう
❷少なすぎ(廃用)は定期的な1RMの評価から判断しよう

❶多すぎ(過用)は疲労の訴えや生理学的・心理学的・生化学的変化で判断しよう

　筋力は適切な負荷での運動と適度な休養の反復により強化されます.運動を継続しても筋力増強が認められない場合,その原因として「多すぎ(過用)」もしくは「少なすぎ(廃用)」の可能性があります.多すぎと少なすぎでは,対応が真逆になるため,判別する必要があります.

　適切な休養なしで高負荷の運動を続ける,つまり,運動をやりすぎると,筋力はかえって低下することがあります.これは,オーバートレーニングとよばれています.**運動量が十分であるにもかかわらず,筋力増加がみられない場合や,むしろ筋力低下が生じている場合は,オーバートレーニングを疑います**.オーバートレーニングの症状としては,患者からの疲労の訴えや,表3-3に示したような生理学的・心理的・生化学的変化があります[28,29].オーバートレーニングが疑われる場合は,数日間の休養や運動強度を下げることが必要です.

表3-3　オーバートレーニングの症状

生理学的変化	筋力低下,体重の減少,筋肉の痛み,食欲の異常,運動時の動悸・息切れ
心理的変化	落ち込み,集中力の低下,不安
生化学的変化	クレアチンキナーゼの上昇,CRP(C-reactive protein)の上昇

[川原　貴:スポーツと疲労.治療 90:509-513, 2008,
ジェイ・ホフマン(著),福林　徹(監訳):スポーツ生理学からみたスポーツトレーニング.pp 267-279,大修館書店,2011 をもとに作成]

❷少なすぎ（廃用）は定期的な1RMの評価から判断しよう

　筋力は適切な負荷をかけなければ増加しません．運動を継続しても筋力増加が認められず，なおかつオーバートレーニングが疑われない場合，運動の負荷や頻度が少なすぎる可能性があります．運動開始時に設定した負荷のままいつまでも続けていると，筋力増加に伴い，相対的な低負荷となってしまい，筋力の増加がストップしてしまいます．そのため，**定期的に1RMを評価し，筋力増加に合わせて適宜負荷を調節する必要があります**．

Q6 痛みがある場合,傷がある場合の筋力増強運動について教えてください

A
❶関節痛がある場合は治療を優先しよう
❷筋肉痛(遅発性筋痛)がある場合は程度に合わせた運動を継続しよう
❸傷がある場合は必ず医師に相談しよう

❶関節痛がある場合は治療を優先しよう

強い関節の痛みや腫脹がある場合,関節原性筋抑制により筋力発揮が抑制され,十分な運動効果が期待できないだけでなく,関節の症状を悪化させる可能性があるため,**無理な筋力増強運動は行わず,関節の治療を優先**します.関節の痛みや腫脹がそれほど強くない場合では,関節の症状を悪化させないよう,無理のない範囲で筋力増強運動を行っていきます.このとき,評価を行ったうえで運動方法や関節角度について考慮する必要があります.例えば,関節の運動時痛がある場合は,関節運動が生じない等尺性収縮を用いた筋力増強運動が有効です.また,関節への圧迫力により痛みが生じている場合,等尺性収縮よりも関節への圧迫力が少ない求心性収縮[30]を用いた運動がよいと考えられます.

炎症により関節の水腫が生じている場合は,医師と相談し,関節穿刺により水腫を除去してから行うと,運動時の筋出力改善が期待できます[31].また,関節内圧は関節の角度により異なり,膝関節の場合,屈曲30°で最も低下する[32]ため,膝関節の水腫による関節内圧上昇が予測される場合,軽度屈曲位での運動が筋力発揮を促進すると考えられます[33].

❷筋肉痛(遅発性筋痛)がある場合は程度に合わせた運動を継続しよう

筋力増強運動を行った後,患者や対象者からよくある訴えとして筋肉痛があります.筋肉痛は遅発性筋痛ともよばれており,筋力増強運動を開始して間もない時期に生じやすく,運動後,数時間から1日後に筋肉の痛みが生じます.遅発性筋痛の原因として筋損傷説やブラジキニン・神経成長因子関与説などいくつかの説が提唱されていますが,原因はまだよくわかっていません[34].遅発性筋痛は1週間程度で自然に消失するため,特別な治療は必要ないとされてい

ます．**安静にするよりも，むしろ軽度の運動やストレッチを行うほうが，痛みが早くとれる**といわれており[34, 35]，痛みの程度に合わせて運動を継続することが可能です．

❸傷がある場合は必ず医師に相談しよう

　関節の術後や腱の縫合術後など，組織に傷があるときに筋力増強運動を行う場合があります．その場合，創部や縫合部の強度は，組織の修復段階，組織の種類，縫合法や縫合糸の種類により異なるため，**必ず医師と相談し，運動の許可の範囲内で行わなければなりません**．例として，人工膝関節置換術後では，術後1日からROMエクササイズや筋力増強運動を開始する場合があります[36]．また，アキレス腱縫合術では，術後4～6週程度からROMエクササイズと軽度な筋力増強運動を開始し，徐々に負荷を高めて筋力増強運動を行っていくのが一般的です[37]．

Q7 筋力増加のメカニズムについて教えてください

神経系の適応と筋肥大に大きく分けられる

1 神経系の適応

　筋力増強運動による筋力増加のメカニズムは，大きく分けて神経系の適応と筋肥大の2種類があります．

　筋力増強運動を行うと，筋肥大に先立って筋力増加が生じることがしばしばあります．これは，神経系の適応により生じるものと考えられます．実際に，健常若年者を対象とした研究で，運動開始後2週までに生じる筋力増加は，80%以上が神経系の要因によるものであったと報告されています[15]．廃用による筋力低下後の筋力の回復に関しても，ギプス固定解除後，5週までの早期では筋力の回復は主に筋活動の増加（神経活動の増加を反映している）によるものであったと報告されています[11]．

　神経系の適応による筋力増加のメカニズムの1つとして，主動作筋を支配する神経の賦活化があります．抵抗運動により主動作筋の筋活動（主に神経活動の増加による）が増加することが知られています[38]．また，主動作筋を支配する神経だけでなく，拮抗筋を支配する神経にも適応が生じる可能性があります．膝伸展抵抗運動を一定期間行うと，膝伸展時に拮抗筋である膝屈筋の活動が低下したと報告されており[38, 39]，筋力増強運動が相反抑制を賦活化することが示唆されます．

2 筋肥大

　筋は適応能力の高い組織であり，過負荷を与えると肥大します．筋肥大にはある程度の期間を要するため，筋力増強運動開始後初期での筋力増強に対する寄与度は低いですが，運動の継続に伴い，その寄与度は増加していきます．健常若年者が8週間筋力増強運動を行った場合，6週以降の筋力増加は，ほとんどが筋肥大によるものとなります[15]．また，廃用後の筋力回復においても，ギプス固定解除後5～10週では，筋力の増加に伴い，筋肥大が生じる一方で，神経活動を反映する筋活動の増加は軽度であったと報告されています[11]．

表 3-4　理学療法介入の推奨グレード分類

推奨グレード	内容
A	行うように勧められる強い科学的根拠がある
B	行うように勧められる科学的根拠がある

[日本理学療法士協会：理学療法診療ガイドライン第1版，2011
http://jspt.japanpt.or.jp/upload/jspt/obj/files/guideline/00_ver_all.pdf(2016年6月24日)より引用]

表 3-5　各疾患に対する筋力増強運動の効果

疾患	筋力増強運動の推奨グレード	主な効果
背部痛	B	疼痛軽減，機能障害の改善
膝前十字靱帯損傷(再建術後)	B	筋量の増加，筋力改善
変形性膝関節症	A	筋力，歩行能力，関節可動域，歩行能力の改善，疼痛軽減，生活の質の向上
パーキンソン病	B	身体機能，筋力，歩行速度，バランス，健康に関連した生活の質の改善
脳性麻痺	A	筋力，活動レベルの向上
心大血管疾患	A	筋力，筋持久力，生活の質の改善
身体的虚弱(高齢者)	A	筋力，歩行能力，階段昇降機能の向上，疼痛軽減

[日本理学療法士協会：理学療法診療ガイドライン第1版，2011
http://jspt.japanpt.or.jp/upload/jspt/obj/files/guideline/00_ver_all.pdf(2016年6月24日)をもとに作成]

■まとめ

　筋力増強運動は，ROMエクササイズと並んで，臨床で理学療法士が行うことの多い運動療法です．実際に，理学療法診療ガイドライン[40)]でも多くの疾患で筋力増強運動を実施することが推奨されています(**表 3-4，3-5**)．

　また，**理学療法における筋力増強運動の最終的な目的は，「筋力の増強」ではなく，「ADLの改善」や「スポーツのパフォーマンス改善」でなければなりません**．筋力が低下しているから筋力増強運動を行うのではなく，筋力の低下がどのような問題を引き起こしているのかを評価し，目的を明確にしたうえで，筋力増強運動を行う必要があります．

引用文献

1) 加藤宗規：筋力の測定法．理学療法 30(2)：233-244, 2013
2) 石井好二郎：サルコペニアおよびサルコペニア肥満の定義とコンセンサス．医学のあゆみ 250(9)：683-686, 2014
3) Cruz-Jentoft AJ, et al：Sarcopenia：European consensus on definition and diagnosis：Report of the European Working Group on Sarcopenia in Older People. Age Ageing 39(4)：412-423, 2010
4) 阿久根徹：サルコペニアの有病率の解明および運動機能・中年期運動習慣との関連— The ROAD study. オステオポローシス・ジャパン 22(3)：480-482, 2014
5) Chen LK, et al：Sarcopenia in Asia：consensus report of the Asian Working Group for Sarcopenia. J Am Med Dir Assoc. 15(2)：95-101, 2014
6) 川真田聖一：筋の解剖学. 奈良 勲, 岡西哲夫（編）：筋力, pp 2-19, 医歯薬出版, 2004
7) Belavý DL, et al：Resistive vibration exercise reduces lower limb muscle atrophy during 56-day bed-rest. J Musculoskelet Neuronal Interact 9(4)：225-235, 2009
8) Bindels LB, Delzenne NM：Muscle wasting：the gut microbiota as a new therapeutic target? Int J Biochem Cell Biol 45(10)：2186-2190, 2013
9) Bodine SC, Furlow JD：Glucocorticoids and Skeletal Muscle. Adv Exp Med Biol 872：145-176, 2015
10) Kawakami Y, et al：Changes in muscle size, architecture, and neural activation after 20 days of bed rest with and without resistance exercise. Eur J Appl Physiol 84(1-2)：7-12, 2001
11) Stevens JE, et al：Relative contributions of muscle activation and muscle size to plantarflexor torque during rehabilitation after immobilization. J Orthop Res 24(8)：1729-1736, 2006
12) Tomlinson DJ, et al：Combined effects of body composition and ageing on joint torque, muscle activation and co-contraction in sedentary women. Age 36(3)：1407-1418, 2014
13) Rice DA, McNair PJ：Quadriceps arthrogenic muscle inhibition：neural mechanisms and treatment perspectives. Semin Arthritis Rheum 40(3)：250-266, 2010
14) Sprague RB：Factors related to extension lag at the knee joint. J Orthop Sports Phys Ther 3(4)：178-182, 1982
15) Moritani T, deVries HA：Neural factors versus hypertrophy in the time course of muscle strength gain. Am J Phys Med 58(3)：115-130, 1979
16) McNeely E：プライオメトリックス入門：筋力をパワーに変換する．ストレングス&コンディショニングジャーナル 17(6)：56-59, 2010
17) American College of Sports Medicine：Progression Models in Resistance Training for Healthy Adults. Med Sci Sports Exerc 41(3)：687-708, 2009
18) 木藤伸宏, 他：運動療法の基本中の基本筋力トレーニングの基本．理療ジャーナル 42(2)：135-146, 2008
19) 大工谷新一：理学療法における筋力トレーニングの考え方—臨床を通じて変わってきた自らの考え方と方法. スポーツメディスン 23(9)：22-32, 2011
20) 谷 浩明：筋収縮のメカニズム. 吉尾雅春（編）：運動療法学 総論 第2版, pp 42-51, 医学書院, 2006
21) Christova P, Kossev A：Human motor unit activity during concentric and eccentric movements. Electromyogr Clin Neurophysiol 40(6)：331-338, 2000
22) 野崎寛子, 他：Closed Kinetic Chain（CKC）と Open Kinetic Chain（OKC）との関連性—下肢等

尺性収縮について．石川県理学療法学雑誌 4(1)：3-7，2004
23) 高柳清美，吉村理：筋力増強トレーニングのコツ．理学療法 19(4)：490-496，2002
24) Joseph MW：筋力テスト．ストレングス＆コンディショニングジャーナル 15(8)：56-58，2008
25) Orr R, et al：Power training improves balance in healthy older adults. J Gerontol A Biol Sci Med Sci 61(1)：78-85, 2006
26) 大塚　潔：ウェイトトレーニング(1)．トレーニング・ジャーナル 36(8)：40-43，2014
27) American College of Sports Medicine：Resistance Training for Health and Fitness. 2013
https://www.acsm.org/docs/brochures/resistance-training.pdf
28) 川原　貴：スポーツと疲労．治療 90(3)：509-513，2008
29) ジェイ・ホフマン(著)，福林徹(監)：スポーツ生理学からみたスポーツトレーニング．pp 267-279，大修館書店，2011
30) 市橋則明，伊吹哲子：筋力低下に対する運動療法．理学療法 30(1)：34-43，2013
31) Rice DA, et al：The effects of joint aspiration and intra-articular corticosteroid injection on flexion reflex excitability, quadriceps strength and pain in individuals with knee synovitis：a prospective observational study. Arthritis Res Ther 17：191, 2015
32) 田原尚直，他：膝関節鏡視時の関節内圧測定．整外と災外 44(1)：1-3，1995
33) Young A, et al：Effects of joint pathology on muscle. Clin Orthop Relat Res (219)：21-27, 1987
34) 太田信夫：遅発性筋痛の機序，鑑別，診断，治療．医道の日本 71(3)：26-30，2012
35) 野坂和則：遅発性筋痛．臨床スポーツ医 17(6)：655-663，2000
36) 西尾直行：人工膝関節置換術における理学療法の進め方．整外看 10(2)：160-164，2005
37) 内山英司：アキレス腱手術後再断裂．臨床スポーツ医 28(4)：403-409，2011
38) Häkkinen K, et al：Changes in agonist-antagonist EMG, muscle CSA, and force during strength training in middle-aged and older people. J Appl Physiol (1985) 84(4)：1341-1349, 1998
39) Carolan B, Cafarelli E：Adaptations in coactivation after isometric resistance training. J Appl Physiol (1985) 73(3)：911-917, 1992
40) 社団法人日本理学療法士協会：理学療法診療ガイドライン第1版，2011
http://jspt.japanpt.or.jp/upload/jspt/obj/files/guideline/00_ver_all.pdf

推奨文献

1) 木藤伸宏，他：運動療法の基本中の基本筋力トレーニングの基本．PTジャーナル 42(2)：135-146，2008〈筋力増強運動の基本的な考え方がまとめてあります〉
2) 市橋則明，伊吹哲子：これからの筋力トレーニングのあり方を考える―筋力トレーニングのエビデンス．理学療法 30(9)：947-958，2013〈筋力増強運動に関する ACSM のガイドラインの一部が日本語で解説されています〉
3) 奈良　勲，岡西哲夫(編)：筋力，医歯薬出版，2004〈筋力の基礎，筋力低下の評価・治療についてまとめてあります〉

> コラム

MMT の 4 と 5 の違いはどのように識別すればよいですか？

吉田真一

　徒手筋力テスト（Manual Muscle Testing：MMT）の原理は，筋の長さ-張力関係やバイオメカニクスの基礎を根拠とされています．段階 4 も段階 5 も一部の例外を除き，被験者の関節運動最終域に近く，重力線と垂直な位置で抵抗を加えます．この位置は被験者に不利な位置となります．検査される部位の自重に重力が加わるとともに，内的モーメントアームが短く，出力発揮には不利な状態で抵抗を加えられます．また，抵抗を加える位置も，筋が付着する肢節の遠位端で，可能な限り外的モーメントアームが長くなる位置に設定されています．被験者にとって不利なこの位置で，少しでもその肢位を保持できない状態がみられれば"段階 4"と判断しましょう．"段階 4"＝good は，筋の状態が文字どおり"good"ということを示すものではないからです．

　MMT の成書には例外として，股関節外転（中臀筋）におけるテストについて記載されています．膝関節の筋力，構造に問題がなければ，検者はより長いモーメントアームの足関節の外果の位置で抵抗を加えます．保持できなければ当然"段階 4"となります．膝関節の構造が完全でなく大腿遠位に抵抗をかけ保持できる場合でも"段階 4"以上とはなりません．大腿切断者も同じように"段階 4"とすべきであると書かれています．

　MMT は"徒手筋力テスト"と訳されます．そのため，筋力の量的なテストと錯覚される人もいるでしょう．MMT は，あくまで筋機能のテストであり，筋の機能である"力"を**段階的**に示したものです．筋の力は，神経なくしては発揮されません．段階 0，1，は筋と神経との関係の段階を，段階 2，3 は重力のなかでの筋活動を示します．筋力は関節を介し出力されます．バイオメカニクスの要素（関節モーメント）を，十分に考慮し，段階 4，段階 5 の検査を実施すべきです．そのためには，定められた手順を忠実に行うことが重要となります．

　成書にもあるように，より多くの経験が判断を分けるのはいうまでもなく，定められた手順を忠実に行っていくことが MMT を用いる理学療法士の検査の信頼性を上げていくことになります．

4

バランストレーニングのQ&A

望月 久

NAVI data
これだけは

このページでは本章で扱うトピックスの基本的事項についてまとめます．

バランスの改善には，多面的な評価とアプローチが必要

バランスの改善には，多面的な評価を行い，対象者のバランス障害に適したアプローチを考えよう．

■「バランス能力」にはさまざまな要素がはたらいている
データ1　バランスの捉え方

「バランス」とは，姿勢や動作の安定性を表す用語です．バランスは，バランスを担う身体機能であるバランス能力，動作として行う課題，動作をする環境によって変わります．バランス能力は多くの要素がシステムとしてはたらくことで発揮される身体能力です．

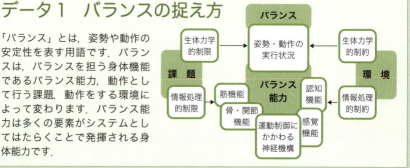

■「バランスがよい」とは，どのような状態か？
データ2　バランスと重心動揺・安定性限界・予測的安定性限界の関係

重心動揺が小さいほど，安定性限界が大きいほど，予測的安定性限界が大きいほどバランス能力が高く，バランスはよいと考えられます．

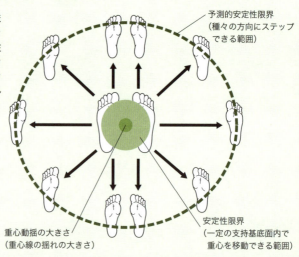

■ バランス能力改善には多面的なアプローチが重要

データ3 バランス能力を構成する要素に対応したアプローチ例

バランス能力を改善するためには，動作を反復練習して運動学習を促すことが基本です．そして，バランス能力にかかわる要素に対して多面的なアプローチが行われます．

バランス能力の要素(評価項目)	BESTestの評価項目に含まれる検査内容	アプローチ例
Ⅰ．生体力学的制約	1) 支持面(足部) 2) 身体質量中心(COM)アライメント 3) 足関節筋力と可動域 4) 股関節・体幹の外側筋力 5) 床座位からの立ち上がり	・疼痛の緩和，除圧 ・アライメント修正(運動療法，足底板の使用) ・ROMエクササイズ，筋力増強運動 ・立ち上がり練習
Ⅱ．安定性限界	6) 座位の垂直性と側方傾斜 7) 前方への上肢到達 8) 側方への上肢到達(左右)	・視覚や体性感覚のフィードバックを用いた垂直軸の再学習 ・座位，立位での重心移動練習
Ⅲ．予測的姿勢調節	9) 立ち上がり 10) つま先立ち 11) 片足立ち(左右) 12) 階段の交互足乗せ 13) 立位での上肢挙上	・運動学習を促すための動作練習 ・ステップ練習 ・階段昇降練習 ・立位での上肢を使った大きな動作 ・ボール投げ
Ⅳ．姿勢反応	14) その場での反応－前方 15) その場での反応－後方 16) ステッピング反応－前方 17) ステッピング反応－後方 18) ステッピング反応－側方(左右)	・外乱刺激への適応練習 ・前後左右へのステップ運動
Ⅴ．感覚指向性	19) バランスを保つための感覚統合(閉眼・開眼，安定した支持面・軟らかい支持面) 20) つま先上がりの傾斜(閉眼)	・閉眼での姿勢保持練習 ・ラバーフォームや不安定板上での姿勢保持練習 ・斜面での姿勢保持練習
Ⅵ．歩行安定性	21) 平地歩行(6 m) 22) 歩行速度の変更 23) 頭部の回旋を伴う歩行 24) 歩行中の方向転換 25) 障害物跨ぎ 26) Timed "Get Up & Go" test 27) 二重課題下の Timed "Get Up & Go" test	・歩行練習 ・歩行中の加速・減速練習 ・前庭刺激を伴う歩行練習 ・テンポの緩急や方向転換のあるダンス ・障害物を置いた歩行練習 ・二重課題を用いた動作練習や歩行練習

[Horak FB, et al：The Balance Evaluation Systems Test (BESTest) to differentiate balance deficits. Phys Ther 89：484-498, 2009 をもとに作成]

Q1 「バランス」とは何を意味していますか？

A
❶バランスは，観察された動作の安定性や不安定性を表す
❷バランス能力は，支持基底面と身体重心の関係を調節する能力である
❸バランスのよしあしは，動作中の身体の揺れの大きさ，姿勢の乱れ，動作の可不可などで判断される

　バランスのよさは安定した動作を保証し，安全な生活や効率的な作業の遂行につながります．そのため，動作の自立にはバランスがよいことが不可欠です．バランスの改善には，バランスの意味やバランスに関係する要素を理解し，多面的な評価を行い，バランス障害の程度や特性に適したバランストレーニングを行うことが必要です．

❶バランスは，観察された動作の安定性や不安定性を表す

　「バランスがよい」とは，**身体が動揺したり，転倒したりせずに，動作が安定して行われている状態を**表しています．反対に「バランスが悪い」とは，身体が動揺したり，転倒しそうになったりして，動作が不安定な状態を表しています．つまり，バランスとは安定性の視点から動作を観察したときの評価や判断の結果を表す用語です．

　バランスを保ちながら動作を行うためには，バランスを担う身体機能が必要になります．これをバランス能力とよびます．バランスはバランス能力に左右されますが，開脚立位と片脚立位・通常の歩行と継足歩行などの動作の条件(動作課題)や，明るい場所での歩行と暗い場所での歩行，理学療法室内での歩行と人通りの多い屋外での歩行などのように，動作を行う環境によっても変化します．動作課題や動作環境は，バランス能力に対して，生体力学的制限(開脚立位から片脚立位になると，身体を支える支持面の広さが小さくなるので，姿勢を保てる範囲が狭くなり不安定になりやすい)や情報処理的制限(人通りの多い屋外では，道路に凸凹があり，人の往来にも注意を向けなくてはいけないので，不安定になりやすい)として作用することで，バランスに影響を及ぼします．

バランス能力は，筋力や柔軟性などの身体要素1つで成立するものではなく，運動制御にかかわる神経機構，感覚機能，筋機能，骨・関節機能，認知機能などの複数の要素が相互に関係して，システムとしてはたらくことで発揮される身体能力と考えられます（p.60「NAVI data」データ1）．

❷バランス能力は，支持基底面と身体重心の関係を調節する能力である

　バランスまたはバランス能力の定義にはさまざまなものがあります．最もよく引用される定義は，Shumway-Cook と Woollacott[1]による「姿勢安定性またはバランスは，支持基底面との関係で身体質量中心（COM）を制御する能力である」です．身体質量中心は身体の重心と同じです．立位姿勢制御については，「バランスは，身体質量中心を安定性限界とよばれる支持基底面の限界内に保持する能力」と定義されています．安定性限界は，「支持基底面を変えることなく身体の安定性を保持できる範囲」をさ指しています．

　また，内山[2]は「バランスとは，重力をはじめとする環境に対する生体の情報処理機能の帰結・現象．支持基底面に重力を投影するために必要な平衡機能にかかわる神経機構に加えて，骨のアライメント，関節機能，筋力などの要素がある」と定義しています．

❸バランスのよしあしは，動作中の身体の揺れの大きさ，姿勢の乱れ，動作の可不可などで判断される

　バランスのよい状態と悪い状態は，動作中の身体の揺れ，姿勢の乱れ，転倒，動作の可不可などで判断されます．また，バランスのよしあしは，重心の動揺の程度を表す重心動揺の大きさと，支持基底面のなかで機能的に使用できる範囲である安定性限界の大きさによって説明することができます．重心動揺の大きさに比べて安定性限界の範囲が大きいほど，重心が安定性限界から外れて姿勢を崩し転倒する頻度は低くなり，バランスはよいと考えられます．実際に，運動失調症患者では重心動揺が大きいため，パーキンソン病や脳卒中の患者では安定性限界の範囲が小さいためにバランスが低下する傾向があります（図4-1）．

　また，安定性限界から重心が外れると，立位であれば片脚を1歩ステップして新たな支持基底面をつくり，立位姿勢を保ちます．その際に，片脚を1歩ステップして姿勢を保てる範囲（予測的安定性限界またはステップ域）が広いと大

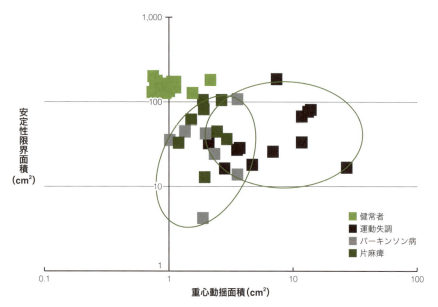

図 4-1　疾患による重心動揺面積，安定性限界面積の違い（10 cm 開脚位）
健常者，運動失調患者，パーキンソン病患者，片麻痺患者を対象に，足底内側を 10cm 離した開脚立位における重心動揺面積と安定性限界面積を測定した結果．健常者（■）と比較すると，運動失調患者（■）は重心動揺面積が大きい傾向，パーキンソン病患者（■）および片麻痺患者（■）は安定性限界面積が小さい傾向がみられる．

きな重心の移動にも対応できます．そのため，予測的安定性限界が大きいほどバランスはよいと考えられます．

　まとめると，一般的に，**重心動揺が小さいほど，安定性限界が大きいほど，予測的安定性限界が大きいほどバランス能力は高く，バランスはよいと考えられます**（p.60「NAVI data」データ 2）．

4 バランストレーニングのQ&A

Q2 静的バランスと動的バランスは，どのように分けられますか？

A
❶バランスを考える際，動作は，支持基底面と重心の関係から3つのレベルに分けられる
❷静的バランスと動的バランスの分け方には，考え方の違いがあることに注意しよう

❶バランスを考える際，動作は，支持基底面と重心の関係から3つのレベルに分けられる

　バランス能力は，支持基底面との関係で重心を調節する能力です．そのため，バランスを考える際に，支持基底面と重心の関係から動作をみる視点が役に立ちます．動作は，支持基底面と重心の関係から大きく3つのレベルに分けることができます（図4-2）[3]．

　レベルⅠは姿勢保持に相当し，支持基底面は一定で，重心動揺を除いた重心

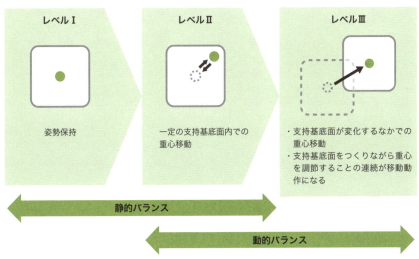

図4-2　支持基底面と重心の関係からみたバランスのレベルと静的バランス・動的バランスの関係
（星　文彦：失調症の理学療法．理学療法 5：109-117，1988 をもとに作成）

の移動がないもので，座位姿勢や立位姿勢の保持などが含まれます．レベルⅡは重心移動に相当し，支持基底面は一定ですが，重心の移動があるもので，リーチ動作などが含まれます．

レベルⅢは姿勢変換や移動などに相当し，支持基底面と重心が両方とも移動するもので，立ち上がり，歩行などが含まれます．バランスの難易度からみると，レベルⅠ，Ⅱ，Ⅲの順で難しい課題になります．

❷静的バランスと動的バランスの分け方には，考え方の違いがあることに注意しよう

静的バランスと動的バランスの分け方には，いくつかの異なる考え方があります．

1つは，支持基底面が変化するかしないかで分ける考え方で，レベルⅠとⅡが静的バランス，レベルⅢが動的バランスになります．この分け方では，重心移動を伴うリーチ動作は静的バランスになります．また，立位で身体に外乱を与えて姿勢を崩した場合，支持基底面を変えずに立位を保つのは静的バランス，片脚をステップして立位を保つのは動的バランスになります．

もう1つは，重心が移動するかしないかで分ける考え方で，レベルⅠが静的バランス，レベルⅡとⅢが動的バランスになります．この分け方では，重心移動を伴うリーチ動作の場合，リーチ開始前とリーチ動作終了後は静的バランス，リーチをしながら重心移動をしている間は動的バランスになります．また，立位で身体に外乱を与えて姿勢を崩した場合は，ステップの有無にかかわらず動的バランスになります．

静的バランスと動的バランスの分け方には考え方の違いがあることに注意しよう(図4-2)．

Q3 バランスはどのようにコントロールされていますか？

A
❶バランスのコントロールには，身体重心制御と足圧中心制御がある
❷バランスを保つためには，身体の体節間の力学的なつり合いも重要
❸安定した動作には，支持基底面を適切に準備することが必要

❶バランスのコントロールには，身体重心制御と足圧中心制御がある

　バランスを保つためには，安定性限界内に重心が収まっていることが必要です．重心をコントロールするには2つの方法があります．1つは，**身体の各分節の配置であるアライメントを調節する方法で，身体重心制御**[4]とよばれます．立位で体幹を前屈すれば重心は前方に移動し，体幹を後屈すれば重心は後方に移動します．背臥位から側臥位に寝返るときは，頭部，両上肢を寝返る方向に移動し，寝返る方向へ重心を移動させることで動作を開始します．

　重心を動かすもう1つの方法は，足圧中心をコントロールすることで重心を調節する方法で，足圧中心制御[4]**とよばれます**．立位で一定のアライメントを保ちながら，つま先で床を押して足圧中心を足部の前方に移動させると，床からの反力で重心は後方に移動します．歩き始めの1歩を踏み出すためには，足を踏み出す側に足圧中心を移し，その反力で重心を支持脚側に移すことで踏み出しが可能になります．実際の動作では，身体重心制御と足圧中心制御の両者を使ってバランスを保っています（図4-3）[5]．

❷バランスを保つためには，身体の体節間の力学的なつり合いも重要

　一定のアライメントを保ち，足圧中心による重心のコントロールを行うためには，身体の体節間のつり合いを保つ必要があります．股関節での体節間のつり合いを考えると，立位で体幹の前屈姿勢を保持する際は，体幹を前方向に回転させようする外的トルクに対して，体幹や股関節の伸筋を活動させて体幹を後方向に回転させる内的トルクを発生させて，力学的なつり合いを保っています．

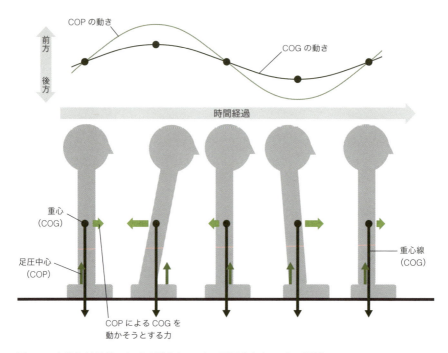

図4-3 立位姿勢保持における重心(COG), 足圧中心(COP)の関係
重心に対して足圧中心が後方にあると, 足圧中心からの床反力で重心を前方に移動させようとする力がはたらく. 反対に, 重心に対して足圧中心が前方にあると, 重心を後方に移動させようとする力がはたらく. このように, 立位姿勢は一定のアライメントを保ちつつ, 足圧中心からの床反力で重心をコントロールすることで保たれている.
[Winter DA：Biomechanics and Motor Control of Human movement (3rd ed), pp 99-110, Wiley, New York, 2005 より作成]

体節間の力学的つり合いを保つためには, 協調性のある筋活動が必要になります.

❸安定した動作には, 支持基底面を適切に準備することが必要

レベルⅢの動作では, 動作の進行にあわせて支持基底面をつくりながら, 支持基底面と重心との関係を調節します. このとき支持基底面を適切に準備しておかないと, 次の姿勢をとるときに支持基底面と重心との関係を調節することが難しくなり, バランスを崩しやすくなります. 椅子からの立ち上がりの際の両足の位置, 歩行の初期接地の際の足部の位置など, 下肢の運動方向や接地するタイミングのコントロールは, バランスのよい安定した動作のために重要です.

Q4 バランス能力低下の原因を判断するコツはありますか？

A 包括的な評価指標や検査により，バランス能力低下の原因をみつけよう

　バランス能力はいくつかの身体要素が協調してシステムとしてはたらくことで発揮される複合的な身体能力です．バランス能力がどのような要素から構成されているかについては，さまざまな考え方があります．代表的なものに，Shumway-Cook と Woollacott による 7 つの要素から構成されるモデル（**図 4-4**）や，Horak ら[6]による 6 つの要素から構成されるモデルがあります（p.61「NAVI data」データ 3）．

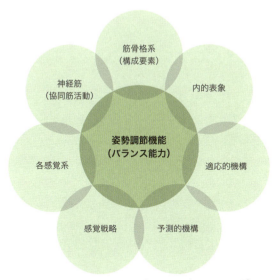

図 4-4　Shamway-Cook らによるバランスのシステムモデル
（Anne Shaumway-Cook A, Wiillacott MH：MOTOR CONTROL：translating research into practice. 4th ed. p165, Lippincott Williams and Wilkins, Philadelphia 2012 より引用，一部改変）

表 4-1 疾患または障害によるバランス障害の特徴と，トレーニングの要点

疾患名または障害名	バランス障害の特徴	トレーニングの要点
片麻痺	・安定性限界の狭小化(特に麻痺側方向) ・下肢の痙縮(伸筋共同運動) ・感覚障害や高次脳機能障害の影響	・麻痺側での体重の支持力向上 ・麻痺側への安定性限界の拡大 ・筋緊張の緩和，関節可動域の改善 ・床面と足部の接地
小脳性運動失調症	・身体動揺(重心動揺)の増大 ・協調性の低下(動作のタイミングがとりにくい)	・狭い支持基底面での姿勢保持 ・タイミングを重視した動作練習 ・動作全体の再学習
パーキンソン病	・安定性限界の狭小化 ・姿勢の異常(前屈姿勢など) ・姿勢反射障害 ・高次の歩行障害(すくみ足など) ・身体イメージの変化	・関節可動域の拡大(柔軟性の向上) ・大きな運動や重心移動練習 ・アライメントの改善 ・姿勢抗重力伸展活動の強化 ・運動時の身体感覚の再統合
筋疾患	・安定性限界の狭小化 ・関節可動域制限や変形	・可能な範囲での筋力増強運動 ・重心移動練習，動作練習 ・支持面の拡大や筋力低下を補う自助具の使用や環境の整備
骨関節疾患	・安定性限界の狭小化傾向 ・関節可動域制限や変形 ・アライメント異常 ・疼痛の影響	・関節可動域の拡大(柔軟性の向上) ・筋力増強運動 ・疼痛の緩和 ・重心移動練習，動作練習

● **包括的な評価指標や検査により，バランス能力低下の原因をみつけよう**

上記のように，バランス能力の構成要素もいくつかの個別的な要素から成り立っています．まず，**これら6つまたは7つの要素のどこに主要な問題があるのか，さらに要素のなかのどの個別的な要素に問題があるのかを系統的に検査する必要があります．**Horakらによる Balance Evaluation Systems Test(BEST-est)[6](「NAVI data」データ3)は，バランス障害の原因となる要素を特定するために考案されたバランス評価指標で，バランス能力低下の原因を判断するうえで役に立ちます．個別的な要素の検査には，筋力であれば徒手筋力検査やハンドヘルドダイナモメータ，運動麻痺であれば Brunnstrom stage，小脳機能であれば協調性検査，感覚障害であれば表在感覚や深部感覚の検査を行い，問題の有無と程度を評価します．

表4-1は，バランス障害を起こしやすい代表的な疾患およびそれらに多くみられるバランス障害の特徴と，それぞれのバランストレーニングの要点を示しています．

Q5 バランス障害に対するトレーニングは，どのように進めればよいでしょうか？

❶動作練習に加えて，個々の身体機能の向上を図ろう
❷対象者のバランスのレベルや生活環境に適した動作課題を選ぼう
❸姿勢保持→重心移動→姿勢変換・移動の順序性を軸にトレーニングを進めよう
❹バランストレーニングに種々のツールを活用しよう

❶動作練習に加えて，個々の身体機能の向上を図ろう

　バランストレーニングの基本は，神経系の可塑性に基づく運動学習です．バランス能力を向上させるためには対象者のもつバランス能力に対してやや難度の高い動作課題，動作環境を設定し，その動作を繰り返し練習します．動作を繰り返すなかで，対象者が大きな努力を伴わず安定して動作をしているときの運動感覚を運動記憶として定着させることをイメージします．理学療法士には，対象者への介助や誘導，口頭指示などを通して，適切な補助や運動のフィードバックを行い，対象者が適切な動作方法で効率的に運動学習できるように援助する役割があります．バランストレーニングを行う際は，不安感に伴う過剰な筋緊張を避けるために，対象者が安心してトレーニングができるように課題や環境を調整します．

　バランス能力は種々の要素からなるシステムとしてはたらいているので，動作練習に加えて，機能の低下している要素について個々の機能の向上を図ることも大切です．**特に体幹機能のトレーニングは，バランストレーニングの基礎として重要です**．実際には筋力増強，柔軟性の向上，感覚・知覚機能の向上，アライメントの修正など，バランス能力を構成する要素について総合的にトレーニングする必要があります．

❷対象者のバランスのレベルや生活環境に適した動作課題を選ぼう

　課題や環境の難易度は，立位における開脚位と閉脚位などの支持基底面の大きさ，座位と立位のような重心の位置，バランスからみた動作のレベル（姿勢

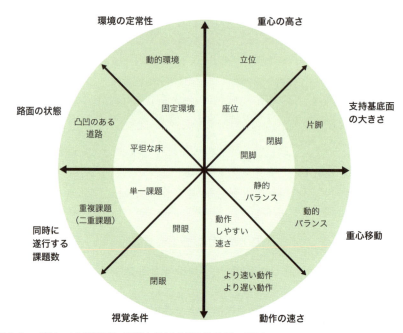

図4-5 バランスの難易度に影響を及ぼす課題と環境の要因
バランスは動作課題や動作環境に影響される．動作課題や動作環境を意図的に調節することで，対象者にとってやや難しい条件をつくり，バランス能力の改善を促すことができる．図は中心部がやさしい条件，周辺部が難しい条件を表している．

保持→重心移動→姿勢変換・移動），開眼と閉眼の視覚情報の変化，二重課題の有無などによって調整することができます（図4-5）．対象者のバランス能力，疾患特性や機能障害によるバランス能力への影響などを考慮して，動作課題や動作環境を選びます．

運動学習は特定の課題と環境のもとでの適応現象なので，課題や環境による特異性があります．そのため，**バランス能力を包括的に向上させるためには，バランスのレベルに沿った，さまざまな課題や環境のもとでのバランストレーニングが必要**になります．

❸姿勢保持→重心移動→姿勢変換・移動の順序性を軸にトレーニングを進めよう

対象者のバランス能力の評価をもとに，姿勢保持→重心移動→姿勢変換・移

動の順序性を軸に，課題や環境を変化させて適応性を高めることがバランストレーニングの基本的な進め方です．

　座位姿勢のバランストレーニングでは，まず座位を保つことを目標にトレーニングします．運動麻痺や筋力低下があり十分な筋出力を発揮できない場合は，筋への伸張刺激や関節への圧迫刺激を加えたり，筋が活動しやすい姿勢に介助・誘導したりして，体幹の安定性に関与する腹背筋群の筋活動を促します．座位保持ができるようになってきたら，左右前後への重心移動を介助・誘導していきます．

　立位でも，姿勢保持→重心移動の順でバランストレーニングを行い，次にステップ動作や歩行練習へと進めます．立位では，開脚，閉脚，片脚立ちなどと支持基底面を変化させて難易度を調整し，姿勢保持や重心移動のトレーニングをします．また，介助をしたり，平行棒や歩行器などを使用したりすれば，姿勢保持や重心移動が不安定でも歩行練習は可能です．姿勢保持→重心移動→姿勢変換・移動の順序性はバランストレーニングの基本ですが，全身の活動性を高めたり，動的なバランス能力を要求される動作に早期から慣らしたりするためには，動作課題の実施条件を変えて姿勢保持，重心移動，姿勢変換・移動動作を並行してトレーニングすることもあります(図4-6)．

　歩行が可能になれば，理学療法室から病棟内，屋外歩行へ，さらにボールを蹴ったり，バウンドさせたりしながらの歩行，坂道や階段昇降など，**課題や環境に多様性をもたせることで適応性を高めていきます**．

❹バランストレーニングに種々のツールを活用しよう

　対象者の有するバランス能力よりやや難度が高く，対象者の疾患特性や機能障害に適したバランストレーニングの課題や環境をつくるために，種々のツールが使用されます．これらのツールは生体力学的，情報処理的に生体にとって負荷となる条件をつくるための道具と考えることができます．

　生体力学的な負荷としては，支持基底面を通しての力のやりとりを乱すもの(ラバーフォーム，不安定板，エクササイズボールなど)，重心移動や外乱に対する反応を促すもの(エクササイズボールやロールなど)，周期的な連続した動作条件を提供するもの(トレッドミル，エルゴメータなど)などがあります．

　反対に生体力学的に負荷の軽減にはたらくものとして，平行棒，歩行器，台の使用などがあります．使用する目的や対象者の状態によって，ツールの形

練習の経過 →

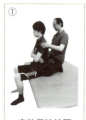
座位保持練習

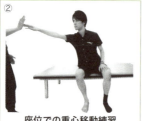
座位での重心移動練習

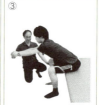
前方への重心移動
(立ち上がりの準備)

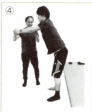
座位⇒立位
(上方への重心移動)

練習の経過 →

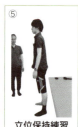
立位保持練習

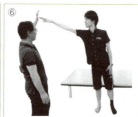
立位での重心移動練習

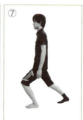
ステップ動作
(前後・左右・斜め方向に行う)

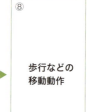
歩行などの移動動作

図 4-6　姿勢保持→重心移動→姿勢変換・移動のバランスのレベルに沿った動作練習
座位保持から立ち上がり・歩行までのバランストレーニングの流れを示す．①アライメントを整えながら座位姿勢の保持を練習する．②，③座位が保てるようになったら，座位での重心移動練習を行い安定性限界の拡大を図る．③，④前方への重心移動ができるようになり，足部に重心が移動できるようになったら，立ち上がり練習へと進める．⑤，⑥支持基底面を変えての立位保持練習や重心移動練習を行い，重心動揺の減少や安定限界の拡大を図る．⑦立位が安定してきたら，前後左右へのステップ練習を行い予測的安定限界の拡大を図る．⑧ステップ動作が安定してきたら，左右交互のステップが連続する歩行練習を行う．いずれの練習段階においても，全身のアライメントと支持基底面と重心との関係に注意しながら介助・誘導を行い，介助量を徐々に減らして動作の自立を促す．

状，圧迫による変形の程度，表面の肌理や滑りやすさなどが適したものを選びます．また，ハーネスを使用したり，理学療法士が対象者の側で見守ったりして，バランストレーニング中の転倒に注意します．

　そのほかに，全身振動装置，コンピュータ制御のバランストレーニング機器，ゲーム機(Wii[®]など)もバランストレーニングに用いられています．

Q6 バランストレーニングの効果はありますか？

A バランストレーニングのエビデンスを知ろう

　高齢者のバランス能力改善に関するCochrane Review（2011）[7]では，①歩行・バランス運動・協調性運動・機能的課題，②筋力増強運動，③太極拳・気功・ダンス・ヨガなどの三次元的運動（3D運動），④全身的運動（歩行），⑤全身的運動（自転車運動），⑥視覚的フィードバックを用いたコンピュータによるバランス運動，⑦全身振動刺激，⑧多面的運動［①から⑧の組み合わせ］，について検討し，歩行・バランス運動・協調性運動・機能的課題，筋力増強運動，太極拳・気功・ダンス・ヨガなどの三次元的運動（3D運動），多面的運動が，バランスの改善に，中等度の効果があることが示されています．歩行や自転車による全身運動，コンピュータによるバランス運動，全身振動については，効果が認められないか，エビデンスとしては不十分とされています．また，A Best Practice Guide for Falls among Seniors Living in the Community, Canada[8]では，バランス運動を含む包括的な運動療法が，バランス能力の改善のために推奨されています．

Q7 バランストレーニングをどのくらい行うと効果が現れますか？

A 1日60分程度，週2, 3回以上，2, 3か月以上が1つの目安

大畑ら[9]は健常者にリーチ課題を10回行わせ，初回と最終回の下肢筋の筋電図，重心動揺面積，重心移動距離などを測定し，重心動揺面積の減少，前方への重心移動距離の増加，姿勢制御方法の変化を認めています．また，Miyaiら[10]は脊髄小脳変性症患者に理学療法と作業療法を平日（週5回）は1日2時間，週末は1時間を4週間実施し，介入後に運動失調症状，歩行能力，バランス能力などに有意な改善が得られ，12週間の持続効果があったと報告しています．

これらから，1日の10回施行程度のトレーニングでも，バランスに関連する評価指標の改善や動作方法の変化はみられること，集中的な4週間程度のトレーニングによりある程度の持続的な効果が期待されることがわかります．

回数については，変化した動作方法が記憶される過程が運動学習であるとすると，トレーニング中にバランスの改善が認められることが，運動学習の初期過程としては重要です．トレーニングの回数や時間は1つの目安にはなりますが，運動学習の観点からは，対象者の動作方法やバランスに変化があったかどうかで，行っているトレーニングの適切性や学習の可能性を判断したほうがよいと思います．また，バランストレーニングのエビデンスの検討では，**1日60分程度，週2, 3回以上，2, 3か月以上トレーニングを行った多くの研究で効果を認めている**ので，1つの目安になります[7, 11]．

Q8 立位バランスをトレーニングすれば,座位バランスも改善しますか?

A 座位バランスの向上には,座位でのバランス練習が必要

　多くの研究で立位バランスの評価指標と座位バランスの評価指標の相関が高いことが報告されており[2]，立位バランスと座位バランスの関連性は高いと考えられます．単純に積み木のような構造であれば下肢の上に体幹が乗っているので，座位バランスに必要な機能はすべて立位バランスに含まれそうですが，**姿勢による筋機能の変化，支持基底面の違い，運動学習における課題特異性などを考慮すると，座位バランスの向上には座位でのバランス練習が必要と考えられます．**また，立位バランスの悪い場合に，座位でのバランス練習を十分行ってから立位バランスや歩行練習をすると，立位や歩行の安定性が得られることがあります．

■まとめ

　バランスは，バランス能力・動作課題・動作環境によって変化します．そのため，バランスの改善にはこれらの要素をすべて考慮する必要があります．進行性の疾患でバランス能力の改善が難しいときでも，日常生活における動作の安定性は動作課題や動作環境を変えることで改善が可能です．また，バランス能力については，種々の要素が関連するシステムモデルを適用する考え方が主流になっています．バランス能力の改善についても，運動学習を中心とするバラントレーニングに加えて，関連する要素の機能改善を図ることが重要です．

引用・推奨文献

1) Shumway-Cook A, Woollacott MH(著), 田中 繁, 高橋 明(監訳):モーターコントロール(原著第4版). pp163-169, 医歯薬出版, 2013〈姿勢調節に関する世界的なテキストで, バランスの理学療法を考える際の必読書〉
2) 奈良 勲, 内山 靖(編):姿勢調節障害の理学療法(第2版). p3, 医歯薬出版, 2015〈姿勢調節障害の理学療法について, さまざまな側面から解説されている〉
3) 星 文彦:失調症の理学療法. 理学療法5:109-117, 1988
4) 山口光國, 他(編):結果の出せる整形外科理学療法. pp96-107, メジカルビュー社, 2009〈質量中心, 足圧中心などの用語を用いて, 重心の制御についてわかりやすく解説されている〉
5) Winter DA:Biomechanics and Motor Control of Human movement (3rd ed). pp99-110, Wiley, New York, 2005
6) Horak FB, et al:The Balance Evaluation Systems Test (BESTest) to differentiate balance deficits. Phys Ther 89:484-498, 2009
7) Howe TE, Rochester L,et al:Exercise for improving balance in older people/Cochrane Database Syst Rev(11):CD004963, 2011
8) Division of Aging and Seniors Health Canada:A Best Practice Guide for the Prevention of Falls Among Seniors Living in the Community.
http://www.hc-sc.gc.ca/seniors-aines/
9) 大畑光司, 他:リーチ課題の反復による姿勢制御の変化. 理学療法学30:1-7, 2003
10) Miyai I, et al:Cerebellar ataxia rehabilitation trial in degenerative cerebellar diseases. Neurorehabil Neural Repair 26:515-522, 2012
11) 望月 久:バランス障害. 内山 靖(編):エビデンスに基づく理学療法(第2版). pp383-398, 医歯薬出版, 2015〈バランス障害に対する理学療法のエビデンスについてまとめられている〉
12) Thompson M, et al:Validity of the sitting balance scale in older adults who are non-ambulatory or have limited functional mobility. Clin Rehabil 72:166-173, 2012

コラム

筋力増強以外の目的で行うレジスタンストレーニングとは

高橋哲也

　理学療法士の仕事は，何らかの理由で筋力が低下し，日常生活が思うように営めなくなっている方を対象にすることが多いため，抵抗運動(レジスタンストレーニング)は筋力増加を目的とする，と考える人も少なくないでしょう．決して間違いではありませんが，理学療法士が行うレジスタンストレーニングは，筋力や持久力の増強以外にも，下記の効果が報告されています[1]．

1) 筋量の増加や体脂肪の減少，骨密度の改善など体組成への効果
2) ADL 能力や QOL の改善
3) 動脈硬化危険因子の改善(インスリン感受性の改善や急性インスリン反応の改善による糖尿病の予防や管理の改善，基礎代謝の増加，体重管理，脂質代謝の改善)
4) 歩行速度やバランス機能の改善，転倒予防
5) 高齢者の自立性や自己効力感(セルフエフィカシー)の改善
6) 腰痛や骨粗しょう症，肥満などの慢性疾患の予防や管理への効果

　言葉を換えれば，**多岐にわたるレジスタンストレーニングの効果を理解し，十分な評価を行ったうえで，何を目的にレジスタンストレーニングを行うかを明確に定め，クライアントによく説明したうえで，実施する必要がある**のです．目的もなく，ただ足に錘を巻いて「10 回ずつやってください」というのは厳に慎むべきです．

　実際の方法は，2013 年に更新された「Exercise Standards」[2]で紹介されており，頻度 2，3 回/週，強度 1 RM の 50～80％，または RPE 12～16 で，1 セット 8～15 回の繰り返しを 1～3 セット，下肢(leg extensions, leg curls, leg press)および上肢(bench press, lateral pulldowns, biceps curl, triceps extension)，30～45 分間行うことが標準とされています．

引用文献

1) Resistance Exercise in Individuals With and Without Cardiovascular Disease：2007 Update：A Scientific Statement From the American Heart Association Council on Clinical Cardiology and Council on Nutrition, Physical Activity, and Metabolism. Circulation 116：572-558, 2007

2) Fletcher GF, et al : Exercise standards for testing and training : a scientific statement from the American Heart Association. Circulation 128 : 873-934, 2013

5

ストレッチングのQ&A

川口浩太郎・坂口　顕

NAVI data
これだけは

このページでは本章で扱うトピックスの基本的事項についてまとめます.

ストレッチングを行う際には，どの組織が硬くなっているのかをしっかり把握しよう

ストレッチングを行うことで組織の伸張性，柔軟性は向上しますが，ストレッチングの対象となる組織が何かを意識しながら行う必要があります．

■ 障害されている組織はどこだろう？
データ1　Cyriaxによる組織の分類

非収縮要素 (inert tissue)	収縮要素 (contractile tissue)
関節包，靱帯，滑液包，筋膜，硬膜，神経根	筋，腱，それらの骨への付着部

- 自動運動，他動運動で痛みが出現した場合は非収縮要素の傷害を疑う
- 自動運動，中間位での抵抗を加えた等尺性収縮で痛みが出現した場合は収縮要素の傷害を疑う

(Cyriax J：Textbook of Orethopaedic Medicine Volume one, 8th Edition. pp 44-45, Bailliere Tindall, London, 1982 より引用)

■ 関節可動域最終域でエンドフィールをしっかり感じよう
データ2　エンドフィール(end feel)

end feel	例
正常	
骨と骨の衝突感(bone to bone)	肘関節伸展
軟部組織の衝突感(soft tissue approximation)	膝関節屈曲
軟部組織の伸張感(tissue stretch)	足関節背屈，肩関節外旋，指伸展
異常	
速い筋スパズム(early muscle spasm)	傷害後の防御性収縮
遅い筋スパズム(late muscle spasm)	関節の不安定性や痛みによるスパズム
"弱々しい"組織伸張感("mushy" tissue stretch)	硬い筋
硬関節包性(hard capsular)	凍結肩
軟関節包性(soft capsular)	滑膜炎
骨と骨の衝突感(bone to bone)	骨棘形成
抵抗感の消失(empty)	急性肩峰下滑液包炎
弾性抑止(springy block)	半月板損傷

■ 関節可動域制限の原因を考えながらアプローチ

データ3　関節可動域制限に対する理学療法の基本的な流れ

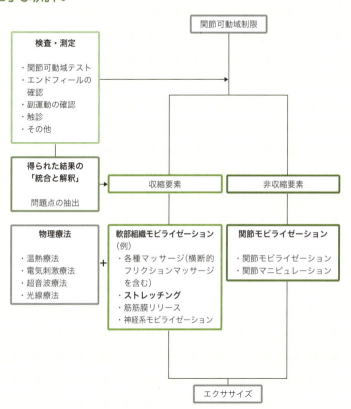

- ストレッチングの具体的な方法については，対象，目的によって選択しよう
- 軟部組織モビライゼーションや関節モビライゼーションにより獲得できた可動域の運動を筋でコントロールできるよう，しっかりエクササイズを行おう

Q1 ストレッチングの目的は何ですか？

A
❶ 短縮した軟部組織を伸張し，それらの組織を元の長さに戻す
❷ 短縮した筋を伸張し，筋の柔軟性を改善して可動域の拡大を図り，動きやすさを確保する

❶ 短縮した軟部組織を伸張し，それらの組織を元の長さに戻す

ストレッチ(stretch)とは，一般的にはものを伸張することを指し，ストレッチング(stretching)とは，スポーツ現場においてウォーミングアップやクーリングダウンの一環として行っているものや，治療的に拘縮した組織あるいは短縮した筋を伸張することを指します．

臨床的には関節可動域制限に対してストレッチングを用います．関節可動域制限を引き起こす原因は，筋の組織的変化(短縮)や神経学的変化(筋スパズムや痙性，固縮など)と，関節包・靱帯などの関節構成体や皮膚などを含めた結合組織の変化などさまざまなものが絡み合っています．したがって，実際の臨床場面では「関節可動域制限を引き起こしている原因は何か？」を常に明らかにすることが必要で，関節可動域制限を引き起こしている原因に対して適切な伸張刺激を加えて組織を伸張することで関節可動域の改善が得られます．

英国の整形外科医 James Cyriax は，運動による張力の加わり方で組織を **非収縮要素(inert tissue)** と **収縮要素(contractile tissue)** に分けました[1,2] (p.82「NAVI data」データ1)．非収縮要素には関節包，靱帯などが含まれ，収縮要素には筋腹，腱，筋などが含まれます．

臨床で行われている ROM エクササイズでは，その最終域において動きに関連する筋や関節構成体を他動的または自動的に伸張することとなり，広義のストレッチングと考えられます．関節包の短縮や癒着などにより副運動が減少し関節可動域が制限されている場合には，治療として「関節モビライゼーション」，「関節マニピュレーション」を行いますが，これらは硬くなっている，または，短縮している関節包や靱帯を伸張し，関節包や靱帯の長さを元の長さに近づけ，副運動を改善することで関節可動域制限の改善を図るものと解釈できます．言い換えれば，「非収縮要素(inert tissue)のストレッチング」ともいえます．

❷短縮した筋を伸張し，筋の柔軟性を改善して可動域の拡大を図り，動きやすさを確保する

　理学療法の臨床現場やスポーツ現場では，ストレッチングは短縮した筋をストレッチすることで筋の柔軟性を改善し可動域の拡大を図り，動きやすさを確保するために行われます．ストレッチングを行うことで筋の伸張性，柔軟性が増すことはよく知られていますが，ストレッチング後の筋力発揮については一致した見解は得られていません．

　関節可動域制限の原因が筋の短縮である場合，ストレッチングを行うことで可動域の改善が得られますが，その際，どの筋が短縮しているのかを意識しながら丁寧にストレッチングを行う必要があります．

Q2 ストレッチングをすると，なぜ筋は伸びやすくなったり柔らかくなったりするのですか？

❶筋の器質的変化が起きるため
❷Ⅰb抑制と反回抑制が起きるため
❸拮抗筋を収縮させることによるⅠa抑制（相反神経抑制）が起きるため

❶筋の器質的変化が起きるため

骨格筋に対するストレッチングの効果については，さまざまな動物実験に基づく研究が行われています[3]．臨床場面を想定した動物実験でも，実験的に短縮位で固定した筋に対してストレッチングを行うことにより，筋の伸張性が改善することが報告されています．また，短縮した筋に対してストレッチングを行うことにより，筋膜内コラーゲンの可動性が改善する可能性も示唆されています．

しかし，短縮した筋に対するストレッチングの伸張効果を支持しない研究が存在することも事実で，今後のさらなる研究に期待したいと思います．

筋に対するストレッチングの伸張効果については，以下に述べる②，③のような**神経生理学的効果**が大きいと考えられます．

❷Ⅰb抑制と反回抑制が起きるため

骨格筋とその腱には伸展受容器（stretch receptor）とよばれる特殊化した感覚受容器が存在します．それは**筋紡錘（muscle spindle）**と**ゴルジ腱器官（Golgi tendon organ）**です．つまり筋をストレッチングすることで，これらの受容器は長さの変化や張力の変化を感知し，何らかの反応を示します（図5-1）．

ゴルジ腱器官は腱や骨格筋の結合組織に存在し，錘外筋に対し直列に配置されており，その嚢細胞はⅠb群求心性線維に続いています．ゴルジ腱器官は筋が伸張されたり収縮したりすることによって伸展され，筋の張力変化のモニターとして機能します．ゴルジ腱器官からの求心性感覚線維であるⅠb群求心性線維は脊髄内で介在ニューロンを介し，同名筋のα運動ニューロンを抑制します．これを**自原抑制（autogenetic inhibition）**といいます（図5-2a）．この反

5 ストレッチングのQ&A

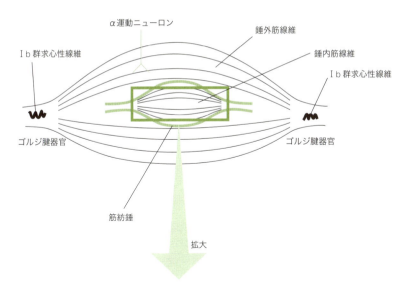

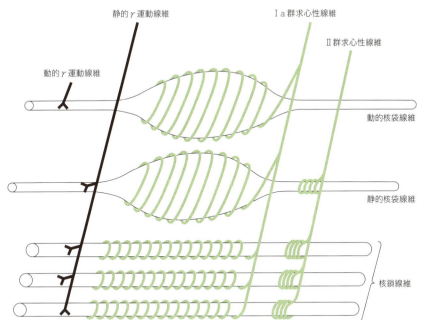

図5-1 筋紡錘とゴルジ腱器官
[黒澤美枝子, 長谷川薫(編): コメディカルのための専門基礎分野テキスト 生理学. p73, 中外医学社, 2006より引用]

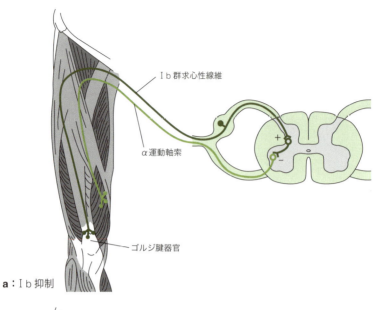

a：Ib抑制

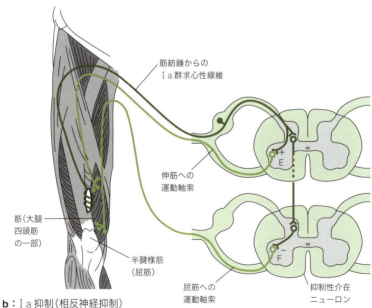

b：Ia抑制（相反神経抑制）

図5-2 脊髄レベルでの反射性抑制機構
［Berne MR, Levy MN（著），坂東武彦，小山省三（監訳）：カラー基本生理学，pp 100-101，西村書店，2003］

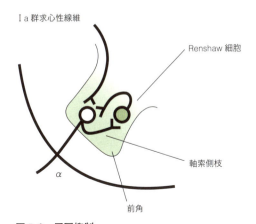

図 5-3　反回抑制
[石澤光郎，冨永　淳：標準理学療法学・作業療法学　専門基礎分野　生理学(第3版)．p156，医学書院，2007]

射効果は同名筋のみではなく，協同筋，拮抗筋をはじめ，その運動に関連する肢のすべての運動ニューロンに影響します．

　また，筋を最大収縮させると，その後，筋が弛緩することも知られています．この場合もⅠb抑制が起こっていると考えられますが，その他に反回抑制の影響も考えられます．**反回抑制**[4]とは，α運動ニューロンが興奮すると，軸索側枝が脊髄前角にある抑制性介在ニューロンのレンショウ(Renshaw)細胞に興奮性シナプスを形成し，α運動ニューロンを抑制することを指します(図5-3)．

❸拮抗筋を収縮させることによるⅠa抑制(相反神経抑制)が起きるため

　錘外筋は脊髄前角細胞から伸びるα運動線維に支配されており，この興奮が伝わることで錘外筋が収縮します．錘外筋の筋線維のなかには，結合組織のカプセルに囲まれた筋紡錘が錘外筋の間にあるスペースに遊離して存在しています．筋紡錘には細い錘内筋が存在しており，錘内筋は，2種類の核袋線維と1種類の核鎖線維に分けられ感覚線維終末と運動線維終末の両方から密に支配されています．また錘内筋には，核袋線維と核鎖線維の2つの種類の線維があり，1型(動的)核袋線維は動的γ運動線維の，2型(静的)核袋線維と核鎖線維は静的γ運動線維の支配を受けています．Ⅰa群求心性線維の終末は核袋線

維，核鎖線維の中央部に存在し，Ⅱ群求心性線維の終末は核鎖線維とごく一部の核袋線維に存在します[4]．筋紡錘は筋の長さの変化と伸張速度のモニターとして機能します．筋が急激に伸張されたり収縮したりすると，筋紡錘が筋の長さの変化を感知し，その情報がⅠa群求心性線維を介して単シナプス性にα運動ニューロンを興奮させ伸張されて収縮します．これが伸張反射です．このとき，脊髄内で髄節レベルを変え抑制性介在ニューロンを介し，拮抗筋のα運動ニューロンの活動を抑制します(Ⅰa抑制，相反神経抑制)(図5-2b)．したがって，ストレッチしようとする筋の拮抗筋を収縮させることにより**Ⅰa抑制(相反神経抑制)**が起こり，ストレッチしようとする筋をストレッチしやすい状態にすることができます．

Q3 筋の硬さや短縮は，どのように評価したらよいですか？

A

❶エンドフィールを感じよう
❷筋の短縮を評価する特殊テストを行おう
❸筋硬度計や超音波を使用しよう

❶エンドフィールを感じよう

　組織を伸張して関節可動域の改善を図ろうとするとき，関節可動域制限を引き起こしている原因が何であるか明確にし，適切な治療手技を選択する必要があります．関節可動域制限を引き起こす原因は非収縮要素によるものと，収縮要素によるものに大きく分けることができます．非収縮要素の短縮などに対しては，前述のように治療手技として関節モビライゼーションや関節マニピュレーションを選択し，収縮要素の短縮に対しては各種物理療法やストレッチングを含む軟部組織モビライゼーションを選択します(p.83「NAVI data」データ3)．

　評価で関節可動域制限の原因がどの組織であるか探るのに，関節を他動的に動かしたときに最終域で感じられる抵抗感(end feel：**エンドフィール**)[1, 2]は重要です．エンドフィールは正常関節でも感じられるものと，痛みや関節可動域制限に関連した異常なものに分けられます(p.82「NAVI data」データ2)．これはあくまで検者の感じる抵抗感であり，数値化できる指標ではありませんが，日々の臨床において感覚を研ぎ澄ませ，それぞれのend feelの違いを感じ取れるようになると，患者のもつ問題点の把握が的確となり，理学療法プログラムの立案に役立ちます．

　筋が短縮している場合，短縮している筋の作用と反対の動きで抵抗感を感じ，そのときのエンドフィールは "弱々しい" 組織伸張感("mushy" tissue stretch)になります．筋による他動運動中の抵抗感をみるときは，その筋の起始と停止を遠ざけるようにしますが，筋は斜めに走行しているので，三次元的にイメージし屈曲・伸展，内転・外転や回旋の要素を鑑み操作するようにします．さらに，制限因子となっている筋を同定するために触診を行います．触診では「筋の硬さ」をみることができますが，触診にて評価した「筋の硬さ」はあくまでも主観である点に注意が必要です．

❷筋の短縮を評価する特殊テストを行おう

　筋の短縮を評価する特殊テストは，いくつかありますが，本項では **SLR (straight leg raising) test**，**トーマステスト（Thomas test）**と**逆トーマステスト（Ely's test）**を紹介します[6]．これらのテストは，整形外科的検査法として多くの成書に記載されているテストですが，筋の起始と付着を遠ざけることで筋を伸張し評価するので，解剖学，運動学といった基礎知識を駆使することで，個別の筋に対する評価を行うことができます．

① SLR (straight leg raising) test（図 5-4）

　ハムストリングスの短縮を評価します．

　背臥位で膝関節伸展位のまま股関節を屈曲していきます．ハムストリングスが短縮している場合，途中で膝関節が屈曲してきますが，膝関節伸展を保持できる最終域の股関節屈曲角度でハムストリングスの短縮を表します．

　ただし，実際に短縮している筋が大腿二頭筋なのか，半腱様筋，半膜様筋なのかを同定するためには，それぞれの筋の起始・停止を三次元的にイメージし，股関節の内・外転，内旋・外旋などの動きを加えて，最も抵抗感を強く感じる肢位を探る必要があります．

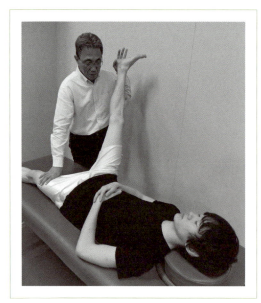

図 5-4　SLR test によるハムストリングスの評価

筋の起始，停止，筋の走行を三次元的にイメージし，起始と付着を離す方向へストレッチングを行う．筋の走行は骨の長軸方向とは異なり，骨に対して斜めに走ることが多いため，回旋の要素を含めたストレッチングを行うことが望ましいだろう．ストレッチングを行っている間，抵抗感の変化を慎重に観察する．膝関節は伸展位で固定せず，多少，余裕をもたせるとよいだろう．

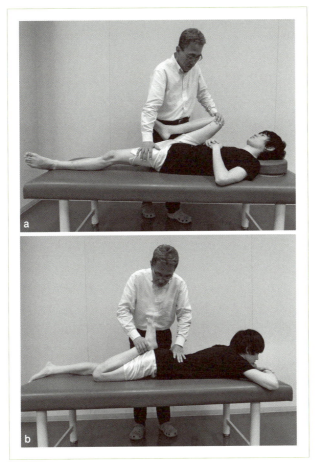

図 5-5　トーマステストと逆トーマステスト
a：トーマステスト(Thomas test)
b：逆トーマステスト(Ely's test)

②トーマステスト (Thomas test) (図 5-5a)

腸腰筋の短縮による股関節屈曲拘縮を把握する目的で行います．

被検者を背臥位とし，非検側の股関節を屈曲して腰椎前彎を取り除きます．腸腰筋の短縮がなければ検側の大腿部はベッドから浮くことはないのですが，腸腰筋に短縮がある場合は，大腿部は腰椎前彎を伴ってベッドから浮いてきます．このときの検側股関節屈曲角度が股関節屈曲拘縮の角度となります．

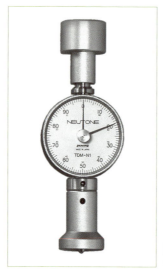

図5-6 筋硬度計の1例
（Neutone TDM-N1）

③逆トーマステスト（Ely's test）（図5-5b）

大腿直筋の短縮を知る目的で行われます．被検者を腹臥位とし，検者は他動的に被検者の膝関節を屈曲させます．膝関節の屈曲に伴い，検側の股関節が屈曲し骨盤がベッドから浮くと(尻上がり現象)陽性で，大腿直筋の短縮があると判断されます．左右とも検査して比較する必要があります．

❸筋硬度計や超音波を使用しよう

主観的な「筋の硬さ」を客観的に測定する方法の1つとして，筋硬度計を使用することができます．一般的にはタイヤなどの硬度を測定する「**Durometer**」といわれるタイプの工学硬度計を改良した筋硬度計が汎用されています．測定する筋上の皮膚面に対し，鉛直方向に一定の荷重を負荷することで押圧し，その数値を読みます．押圧する強さを一定にするにはある程度習熟が必要ですが，最近では押圧を一定にする機能を有した機種も販売されています(図5-6)．

また，近年，超音波を用いた**組織弾性イメージング技術(real-time tissue elastography：RTE)**を筋に応用し，参照体を用いることで特定筋の筋硬度情報を半定量化できるようになってきています[6]．

Q4 具体的なストレッチングの方法を教えてください

A ❶スタティックストレッチングとバリスティックストレッチング
❷筋収縮を用いたストレッチング
❸相反神経抑制を用いたストレッチング

❶スタティックストレッチングとバリスティックストレッチング

スタティックストレッチングは，ストレッチングの代名詞ともいえる方法です．1970年代にBob Andersonが出版したストレッチングの成書により，急速に広がりました[7]．このストレッチングは，目的とする筋を伸張した状態で30〜60秒間保持します．自分自身で伸張感をコントロールしながら行えるため，筋の損傷が少ないとされています．静的な伸張を行うため自原抑制（Ⅰb抑制）を利用し，さらに伸張反射を抑制しながら行うことができます．ストレッチングは呼吸を止めずに行うことが重要です．

バリスティックストレッチングは，反動をつけて筋をストレッチングする方法です．日本人は「ラジオ体操」をイメージすれば理解しやすいでしょう．スタティックストレッチングが普及する以前は，このバリスティックストレッチングが主流として行われてきました．反動をつけて筋を強制的に伸張するため負荷量のコントロールが難しく，筋損傷を引き起こしやすいとされていますが，自己コントロール可能な範囲内で行うには，ウォーミングアップとして用いることができます．

❷筋収縮を用いたストレッチング

筋を伸張するとゴルジ腱器官が反応し，Ⅰb抑制が起こります．筋を伸張した状態でさらに筋収縮を行うとゴルジ腱器官の反応性はより高くなります．また，筋を最大に収縮させると筋弛緩が起こることはよく知られています（**最大収縮後弛緩**）．最大収縮後弛緩には，ゴルジ腱器官を介したⅠb抑制に加え，レンショウ細胞を介した**反回抑制**が起こる可能性もあります．

筋の最大収縮を利用したストレッチングとしては収縮−弛緩法がよく知られています．

ハムストリングスの場合では，膝関節伸展位にて股関節を屈曲させハムストリングスを伸張させたところで，ハムストリングスに対し股関節伸展方向への等尺性収縮を行ってもらいます．この状態を6秒程度保持し，次に筋収縮を止

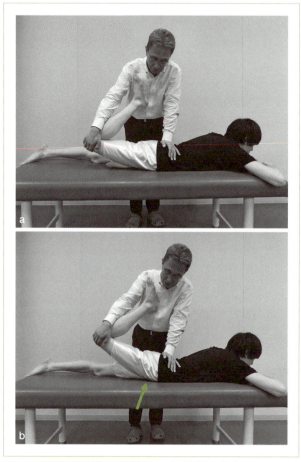

図5-7　相反神経抑制Ⅰa抑制を用いた股関節屈筋群のストレッチング
股関節伸展筋である大臀筋を収縮させることにより(a)，股関節屈筋である腸腰筋に対する相反神経抑制を行い，その後，腸腰筋をストレッチングする(b)．このとき，骨盤帯を固定し，腰椎の前彎が起こらないように注意する．また，腸腰筋は捻れながら小転子に付着しているので，単に股関節を伸展するだけでなく，内・外転，内・外旋の要素も含めてストレッチングを行う．

めてもらうと，股関節屈曲方向へのストレッチングが行いやすくなります．

もう1つ，筋収縮を用いたストレッチングとして，**muscle energy technique**[8]やそれを応用した方法があります．筋をゆっくり伸張していき，抵抗感が変化するところ(**モーションバリア：motion barrier**)で保持し，その後，最大随意収縮の20〜30％程度の軽い筋収縮を行い10秒程度保持してもらいます．筋収縮後，再度，筋を徐々に伸張していき抵抗感が変化しているかどうかを確認します．抵抗感が変化していたら筋をさらに伸張していき，次にモーションバリアを感じるところまでゆっくり筋を伸ばしていきます．モーションバリアを感じたところで保持し，再び軽い筋収縮を行ってもらいます．これを繰り返して行うことで，関節可動域を拡大していきます．

この軽い筋収縮を用いる方法では，最大収縮後の最大弛緩を利用したストレッチングよりも，ストレッチング後に「動きやすい，跳ねるような感じがする」との感想を多く聞きます．軽い筋収縮を行うことで，**α-γ連関**が作用し脱負荷が起こりにくく，錘外筋，錘内筋のバランスが整った状態になっていると推測できます．

❸相反神経抑制を用いたストレッチング(図5-7)

伸張しようとする筋の拮抗筋を収縮させることで，**相反神経抑制（Ⅰa抑制）**を用いて伸張しようとする筋を弛緩させたのちに，さらに伸張を加えストレッチングを行います．股関節屈曲筋群をストレッチングする場合，腹臥位にて股関節を伸展し抵抗を感じたところで股関節伸展筋群を収縮してもらいます(図5-7a)．その後，他動的にさらに股関節を伸展し股関節屈筋群をストレッチングします(図5-7b)．ただし，拮抗抑制は伸筋と屈筋の間でみられる反射であり，外転筋-内転筋の間ではみられません．

Q5 ストレッチング方法はどのように選べばよいですか？

A
❶治療としてはパートナーストレッチング，ホームエクササイズやコンディショニングにはセルフストレッチング
❷関節可動域の改善には，最大収縮後弛緩を用いたストレッチング
❸動きやすさの向上，ウォーミングアップには，軽い筋収縮を用いたストレッチング

　ストレッチングといっても，その方法はさまざまで，自分自身で行う**セルフストレッチング**や，セラピストや自分以外の人に行ってもらう**パートナーストレッチング**という分け方や，ストレッチングの方法による分類などもあります．それぞれの方法でメリット・デメリットがありますので，目的を明らかにしてストレッチングの方法を選ぶようにしましょう．

　また，1回のストレッチングでも筋の伸張性，柔軟性は改善しますが，その効果は継続することでより確かなものとなります．したがって，獲得できた筋の伸張性，柔軟性を維持するためには，ストレッチングを継続して行いましょう．

❶治療としてはパートナーストレッチング，ホームエクササイズやコンディショニングにはセルフストレッチング

　理学療法場面で治療としてストレッチングを用いる場合は，セラピストが行う**パートナーストレッチング**を用います．硬くなっている筋を同定し，その筋をしっかり伸張できる肢位を探しながらストレッチングを行います．理学療法で獲得できた関節可動域を維持するためのホームエクササイズとして，患者自身で行うことができる**セルフストレッチング**を指導します．

　パートナーストレッチングでは十分な伸張力で，関節可動域の最終域までしっかりストレッチングすることができます．ただし，経験を積まないと，どの程度伸張されているのかわからず，伸張力が過度になったり不足したりすることがあるので，モーションバリアやエンドフィールをしっかり感じながらス

5 ストレッチングのQ&A

表5-1 パートナーストレッチングとセルフストレッチングの比較

パートナーストレッチング	セルフストレッチング
・強い力で伸張できる ・関節可動域最終域での伸張ができる	・自分で強さを調節できる ・どこが伸張されているか認識できる ・いつでもできる

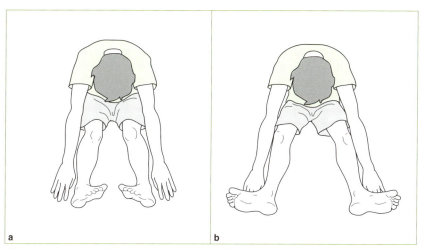

図5-8 ハムストリングスのセルフストレッチング
長座位で体幹を前屈しハムストリングスのストレッチングを行う．その際，股関節を内旋したり(a)，外旋したり(b)することで，どの部分の伸張感が強いのか探りながらストレッチングを行う．さらに，股関節内転・外転の要素も加味してストレッチングを行うことにより，より効果的なストレッチングを行うことができる．

トレッチングを行います．

　セルフストレッチングは一人でいつでもどこでもできるので，ホームエクササイズや日頃のコンディショニングに適しています．ストレッチングの強さも自分で調節できるので安全です(表5-1)．ストレッチングを行う際は，どこが伸びているのかしっかり意識しながら行ってもらい，どの肢位でストレッチングをするのが最も強い伸張感を感じられるか，特に回旋角度を変化させて確認してもらいます(図5-8)．

❷関節可動域の改善には，最大収縮後弛緩を用いたストレッチング

　筋の短縮が原因で関節可動域制限が起こっている場合や，スポーツ選手で大きな可動域を必要とする場合は，**最大収縮後弛緩を用いたストレッチング**を用います．運動後に硬くなっている筋の柔軟性改善やクーリングダウンとして，この方法を用いることもできます．筋の短縮が著明な場合は，温熱療法，電気刺激療法などの物理療法や徒手的マッサージなどを行い，筋の柔軟性を増しておいてから最大収縮後弛緩を用いたストレッチングを行います．

　最大収縮後弛緩を用いたストレッチングでは，ストレッチングを行った後に対象者が「力の入れにくさ」を訴えることがあります．これは最大収縮によりα運動ニューロンへの抑制が強く起こったためと考えられます．この場合は，ストレッチング後に，軽くエクササイズを行うことで「力の入れにくさ」は改善します．

❸動きやすさの向上，ウォーミングアップには，軽い筋収縮を用いたストレッチング

　先にも述べたように，最大収縮後弛緩を用いたストレッチングでは関節可動域の改善は大きいものの，ストレッチング後に「力の入れにくさ」を感じることがあるので，運動や競技の前のウォーミングアップにはあまり適した方法とはいえません．筆者らは，ウォーミングアップ時に **muscle energy technique**[8]を応用した軽い筋収縮を用いたストレッチングを行います．この方法を行うことにより，関節可動域の拡大，筋の柔軟性や動きやすさの向上が得られ，ウォーミングアップで用いるのに適しています．

Q6 ストレッチングを行う際の注意点は何ですか？

A
❶ 呼吸を止めない
❷ ストレッチングの対象となる筋をしっかり見極める
❸ 過度なストレッチングは決して行わない

❶ 呼吸を止めない

　ストレッチングを行うときは，**呼吸は止めず**に行います．呼吸を止めると息んでしまううまく力を抜けない（筋を弛緩させられない）ことがあります．これではセルフストレッチングを行う際にしっかり筋を伸張することができないので，伸張するときに息を吐き，戻してくるときに息を吸うように指導します．

❷ ストレッチングの対象となる筋をしっかり見極める

　「評価」や「具体的な方法」でも述べましたが，どのストレッチングの方法を用いる場合でも，**ストレッチングの対象となる筋**をしっかり見極めてストレッチングを行うことが重要です．ホームエクササイズとしてセルフストレッチングを指導した際に，「ストレッチングは自分なりにしっかりしているつもりですが，なかなか体が柔らかくなりません」といった声を聞くことがあります．確認してみると，「伸張感を強く感じる肢位だと『痛い』ので，そこは避けてストレッチをしていました」とのことです．これでは，伸張しなければならない筋をストレッチすることはできず，改善が得られないのは明白です．ストレッチングの目的をしっかり説明し，伸張感を意識しながら行うストレッチングの方法を指導する必要があります．

　パートナーストレッチングでは，この伸張感をセラピストが感じながら行うことが大切です．治療手技としてストレッチングを用いるのですから，ストレッチング後，その効果をセラピスト，患者双方が感じられなければなりません．日頃の評価，治療のなかで**エンドフィール**の違いを感じ取れる能力，介入による end feel の変化を感じ取れる能力を養うようにしましょう．

❸ 過度なストレッチングは決して行わない

　ストレッチングは，関節運動を介して筋に伸張ストレスを加え，筋の伸張

性，柔軟性を改善する手技と解釈することもできます．そのため，過度なストレッチングでは筋損傷を引き起こす危険性があります．ストレッチングに慣れていない者同士のパートナーストレッチングではその危険性が増します．小・中学生がパートナーストレッチングをしているときに，ストレッチングされている側が痛がるのを喜んで，ふざけながらストレッチングしている光景を目にすることがあります．子供にパートナーストレッチングを指導する際には，筋を痛める可能性があるので，「決してふざけてストレッチングをしないこと」を強調する必要があります．また，体操や新体操の選手，バレエダンサーが，体を柔らかくしたいがために，過度なストレッチングを行い，肉離れを起こしたという例もあります．これでは本末転倒です．ストレッチングを行うときには，強さにも細心の注意を払う必要があります．

ストレッチングを行った翌日などに，**遅発性筋肉痛様の痛み**を感じることがあります．筋の短縮が強く硬くなっている場合や，普段からあまり身体を動かしていなくて急にストレッチングを行った場合に多いようです．この痛みが発生するメカニズムについての詳細は不明ですが，ストレッチングにより筋に微細な損傷が引き起こされたと解釈することもできます．この点からも急激なストレッチングは避け，徐々に強度を上げていくようにしましょう．

■まとめ

ストレッチングを行うことで組織の伸張性，柔軟性は向上しますが，「関節可動域制限を引き起こしている原因は何か？」を明確にしてストレッチングを行う必要があります．筋に対するストレッチングでは，筋の起始・停止を三次元的にイメージしながら起始と停止を遠ざけるようにストレッチングを行いましょう．また，ストレッチングの神経生理学的な作用機序などについても十分に理解し，より効率的なストレッチングを行うよう心がけましょう．

引用・推奨文献

1) Cyriax J：Textbook of Orethopaedic Medicine Volume one, 8th Edition. pp 44-45, Bailliere Tindall, London, 1982〈理学療法，特に徒手療法に大きな影響を与えた英国の整形外科医が書いた歴史的にも押さえておきたい一冊です〉

2) Magee JD（著），陶山哲夫，他（監訳）：運動器リハビリテーションの機能評価Ⅰ．pp 1-61，エルゼビア・ジャパン，2006〈英語圏の理学療法教育で，運動器系理学療法分野の教科書として使われています〉

3) 沖田　実（編）：関節可動域制限（第2版）．三輪書店，2013〈関節可動域制限の原因から治療まで，動物実験のデータや臨床データを交えて解説しています〉

4) 伊藤文雄：筋感覚研究の展開（改訂第2版）．協同医書出版社，2005〈筋を感覚器として捉え，詳細に解説しています〉

5) Magee JD（著），陶山哲夫，他（監訳）：運動器リハビリテーションの機能評価Ⅱ．pp 127-178，エルゼビア・ジャパン，2006〈英語圏の理学療法教育で，運動器系理学療法分野の教科書として使われています〉

6) 柳澤　修：超音波エラストグラフィーがもたらす情報―筋の硬さ評価を中心に．INNERVISION27：45-48，2012〈超音波エラストグラフィーの原理から臨床応用までわかりやすくまとめられています〉

7) Anderson B（著），堀井　昭（訳）：ボブ・アンダーソンのストレッチング．ブックハウスHD，1981〈米国でストレッチングが流行するきっかけとなった本〉

8) 竹井　仁：マッスルエナジーテクニック．竹井　仁，黒澤和生（編）：系統別治療手技の展開 改訂第3版，pp 177-205，協同医書出版社，2014〈理学療法で用いられる各種手技療法の入門的な解説書です〉

コラム

筋緊張の評価のコツは何ですか？

飛山義憲

　筋緊張とは，筋を他動的に伸張させた際の筋の抵抗感を指します．筋緊張は筋に本来備わっている粘弾性や中枢神経系による姿勢制御，筋を支配している末梢神経系によるものなどが総合されて生み出されます．臨床において筋緊張異常は脳血管障害のような中枢性疾患に多くみられますが，運動器疾患や整形外科分野の術後などあらゆる分野においてみられ，理学療法士にとって筋緊張の評価は不可欠であるといえます．

　筋緊張は筋の他動的な伸張における抵抗の程度によって評価されますが，視診や動作観察などによっても評価されます．筋緊張に限ったことではありませんが，評価を行ううえで最も重要なことは，客観的に，信頼性のある評価を行うことであり，効果的な介入を実践するうえで正確な評価は欠かせません．

　筋緊張異常の要因は神経原性因子とそれ以外の非神経原性因子に分類することができます．筋緊張を評価する際には単に筋緊張の程度を評価するだけでなく，**それが脳血管障害やそれに関与する神経系路によるものなのか，筋や皮膚など軟部組織の変化によるものなのか，炎症や疼痛によるものなのか，それらが混在しているものなのか，その原因を評価からみつける**ことが重要です．

　筋緊張は姿勢や環境に大きな影響を受けます．例えば姿勢やポジショニングを変えると筋緊張は変化するため，筋緊張を評価する際には**同一の姿勢およびポジショニングを心がけなければ正確な評価は行えず，治療効果の検証も行えません**．また，同じ端座位であっても足底が接地している状態と接地していない状態では筋緊張が異なります．そのため，筋緊張を評価する際には同じ姿勢および同じポジショニングで，環境設定も同一にして行うことが正確な評価につながります．このように筋緊張は姿勢や環境に左右され，患者や対象者の不快感などによっても変化するため，理学療法士が二次的に筋緊張異常を助長してしまう可能性があることを考慮し，正確な評価を行ってください．

推奨文献

鈴木俊明，他：筋緊張検査における検査のポイント．関西理学 12：1-6, 2012〈臨床的な筋緊張評価にあたり，筋緊張の評価とは何を評価しているのか，という視点から筋緊張の評価が述べられています〉

斎藤秀之，加藤　浩：筋緊張に挑む．文光堂，2015〈生理学視点による筋緊張のメカニズムから疾患別の臨床展開までがまとめられており，筋緊張を深く理解するための良書です〉

6

ウォーミングアップ，クーリングダウンのQ&A

地神裕史

NAVI data
これだけは

このページでは本章で扱うトピックスの基本的事項についてまとめます．

ウォーミングアップ・クーリングダウンのメカニズムを理解しよう

ウォーミングアップとクーリングダウンの主な目的は，パフォーマンス向上と障害の予防，また，運動療法の効果をより上げることも可能となります．

■ ウォーミングアップにはどのくらいの時間が必要？

データ1　ウォーミングアップの時間と筋温，直腸温および作業（956 kgm）所要時間の変化[1]

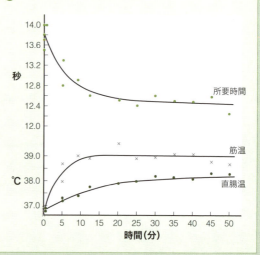

筋温の上昇はウォーミングアップ後15分程度でほぼプラトーに達する．筋の疲労回復や柔軟性向上を目的としたウォーミングアップは，5〜30分程度が目安となる

(Asmussen E, et al：Body temperature and capacity for work. Acta physiol Scand 10：1-22, 1945
日本体育協会公認アスレティックトレーナー専門科目テキスト　第6章，p 272, 文光堂，2007 より引用)

乳酸を早く除去させる方法とは？
データ2　安静とクーリングダウンによる運動後の血中乳酸除去率のタイムコース[1]

安静よりも軽い運動を行うほうが，乳酸の半減時間は半分になる．クーリングダウンを行うことで，血中乳酸が半分に除去されるまでの時間は半分になる．

(Belcastro AN, et al：Lactic acid removal rates during controlled and uncontrolled recovery exercise. J Appl Physiol 39：932-936, 1975
日本体育協会公認アスレティックトレーナー専門科目テキスト　第6章．p 274, 文光堂より引用)

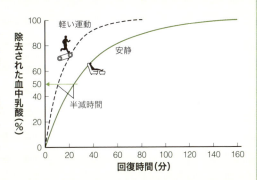

目的により強度を変えよう
データ3　クーリングダウンによる運動後の酸素負債からの回復を促す効果[4]

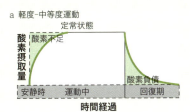

定常状態のみられる軽度-中等度運動時(a)，乳酸産生が生ずる激運動時(b)および回復期の酸素摂取量

運動強度の違いによって酸素負債からの回復は異なる．

[McArdle WD, 他(著)，田口貞善，他(監訳)：運動生理学．p 115, 杏林出版，1997より引用]

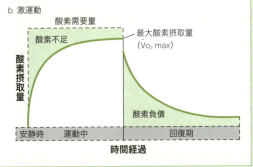

Q1 ウォーミングアップの目的を教えてください

A 「パフォーマンスの向上」と障害の予防

　ウォーミングアップは「準備運動」といった呼び方で行われることもあります．文字どおり，その後に行われる運動に対して肉体的・精神的によい状態で臨むために準備をする運動のことを指します．小学校や中学校の体育の時間の前後には必ず行っていた運動ですが，当時は何気なく行っていただけで，なぜ必要なのかを理解していない人がほとんどかと思います．では，あらためて理学療法士としてウォーミングアップをどのように患者治療に取り入れていくべきか考えていきましょう．

　ウォーミングアップを行う大きな目的は**「パフォーマンスの向上」**と，**「障害の予防」**です．これらのメカニズムは，Q2に挙げる5つの運動生理学的な要因によって理解できます．一方，ウォーミングアップには心理的な効果もあり，メインの運動や試合に対する緊張感を軽減する，集中力を高める，チーム競技を行う前にチーム全員で統一した運動を行うことで一体感をもたせるなどの効果も期待されます．

Q2 ウォーミングアップの生理学的な背景について教えてください

❶心拍数が上昇する
❷筋温が上昇する
❸関節可動域の増大や，関節周囲の軟部組織の柔軟性が向上する
❹大脳の興奮水準を上げ，運動学習の効果を引き出す
❺脊髄レベルの反射・反応速度が増大する

❶心拍数が上昇する

　ヒトは安静時に比べ，何かしら運動を行うことで筋収縮のためのエネルギーが求められ，血液中の酸素が必要になります．そのため呼吸数や心拍数を上昇させ，血流を増大させる反応が生じます．このような全身のエネルギー代謝は，急激に行ってしまうと心臓や肺，血管に負荷がかかってしまうため，ウォーミングアップが必要なのです．特に，体力の低下した高齢者や呼吸・循環器系の障害を合併した患者の場合は注意が必要です．また，メインの運動の前に心肺機能に適度な負荷をかけておくことで，効率よくエネルギーを代謝することが可能になり，結果としてパフォーマンスの向上につながります．

❷筋温が上昇する

　筋収縮が繰り返され，**筋血流量が増えると，筋のエネルギー代謝の活性化や筋の粘性の低下が生じます**．筋の粘性が低下すると筋収縮の際の筋線維の滑走が滑らかになり，効率的に筋出力を発揮することが可能になります．また，肉離れなどの運動時の筋の損傷は，筋線維の硬い部位と柔らかい部位の境界で，滑走性が均一でない部位で生じるといわれています．そこで，ウォーミングアップで満遍なく**筋温を上昇させ，滑走性を向上させることで筋の損傷の予防につながります**．

　また，筋温の上昇は筋収縮時だけでなく，ストレッチングを行った際にも生じるので，運動とストレッチングを組み合わせるとより効果的に筋の柔軟性を高めることができます．

❸ **関節可動域の増大や，関節周囲の軟部組織の柔軟性が向上する**

　体温や筋温が上昇すると関節内の滑液の分泌が促進されるといわれています．つまり関節自体の動きも滑らかになることが考えられ，関節可動域の増大や，よりスムーズな関節運動につながります．また，ウォーミングアップにより関節を動かすことで軟部組織の伸展性が増大し，関節内の副運動（アクセサリームーブメント）がスムーズに行えるようになります．その結果，捻挫などの外力に対して関節周囲の靱帯の損傷を予防することが可能になります．

❹ **大脳の興奮水準を上げ，運動学習の効果を引き出す**

　ヒトの筋出力はさまざまな要因で変化します．「火事場の馬鹿力」という言葉があるように，ヒトは特定の条件によって普段発揮することができないような力を発揮することが可能になります．これらの多くは大脳の興奮水準が関係しているといわれており，自身で気合いをこめた大きな声を出すことや，周りからのかけ声によっても興奮水準は上がります．

　理学療法の場面において，覚醒レベルの低い患者から俊敏で力強い運動を引き出すのは至難の業です．適切な声かけや環境設定によって身体だけではなく，ウォーミングアップにより「頭を起こす」ことで眠っている力を引き起こすことが可能になります．理学療法の前のちょっとしたおしゃべりもパフォーマンスを引き出す重要なアプローチになり得ることを理解することが重要です．

　また，近年，イメージトレーニングの効果が科学的に解明されており，動作を遂行する際には目的とする運動をイメージすることで適切な動作を効果的に引き出すことが可能といわれています（図6-1）．イメージトレーニングの根拠は運動学習の理論に基づいています．運動学習の過程は，認知段階，連合段階，自動化段階に分けられ，時期に応じて前頭前野，頭頂連合野，補足運動野，小脳などが働くといわれています．なかでも補足運動野は記憶学習に基づく連続運動の実行機能を有しており，小脳には意図した運動と実際の運動のずれを調節する機能があります．このように，実際に行いたい運動をイメージすることや模倣することによって動作の正確性や再現性が高まるといわれています．

　野球のイチロー選手やラグビーの五郎丸選手の動作前の決まった動き（ルーティーン）が注目されていますが，このような動作は運動学習の理論に基づいているといえます．理学療法の場面でも歩行や基本動作など再獲得したい動作

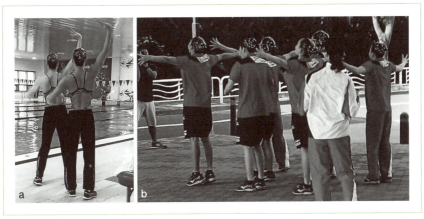

図 6-1 シンクロナイズドスイミング選手がプールサイド(a)や陸上(b)で行う動作(演技)の確認

を行う前に,正常な動作パターンをイメージすることや運動の一部を切り分けて行わせることで,より効果的に治療が行えます.このように,目的とする動作のパフォーマンスを上げるための準備という点では,イメージトレーニングやルーティーンを行うこともウォーミングアップの一部であるといえます.

❺脊髄レベルの反射・反応速度が増大する

筋肉には筋の長さを検知する筋紡錘という受容器があり,筋が引き伸ばされると筋紡錘から求心性神経を伝わった信号が脊髄に送られ,脊髄のα運動ニューロンを介して,筋を収縮させるような信号が遠心性神経を伝わって筋に伝達されます.これらの一連のメカニズムは脊髄反射とよばれていますが,ウォーミングアップによりこのようなメカニズムを意図的に繰り返し行わせることで,**神経インパルスの速度上昇や神経レセプターの感度上昇が生じ,反射・反応速度が上がる**といわれています.このようなメカニズムを利用したウォーミングアップはバリスティックストレッチングともよばれており,短い時間に爆発的な筋収縮が求められるようなスポーツ動作においては重要なウォーミングアップ方法です.

Q3 ウォーミングアップの具体的な方法を教えてください

A
❶時間は5〜30分,ジョギングやエルゴメータを用いる
❷目的に応じて内容を選択することが重要

　ウォーミングアップに関するさまざまな研究が行われていますが,いわゆる全身運動としてのウォーミングアップの方法やその効果を検証するためには,その目的であるパフォーマンスが本当に向上したのか? 障害が予防できたのか?といった視点で評価する必要があります.しかし,これらの結果には個人の身体機能やコンディション,チームスポーツであればポジションや戦術など,ほかの要因も影響してしまうために,科学的な根拠に基づいたウォーミングアップ方法(時間や種類)が確立されているとはいいにくいのが現状です.

❶時間は5〜30分,ジョギングやエルゴメータを用いる

　局所的な部位のパフォーマンスの変化とウォーミングアップの関係に関しては多くの先行研究があります.筋力トレーニングの前後にそれぞれ20分の自転車エルゴメータを行い,遅発性筋肉痛(DOMS)の出現の有無や程度を調べた研究より,運動2日後の大腿四頭筋の痛みはウォーミングアップを行ったほうが軽減されるという結果[5]が報告されています.また,5分間のジョギングを行うことでハムストリングスの柔軟性が向上し,スタティックストレッチングと組み合わせることでさらに効果的であったという報告[6]もあります(図6-2, 6-3).このように,**筋の疲労回復や柔軟性向上を目的としたウォーミングアップは5〜30分程度が目安**になります(p.106「NAVI data」データ1).

❷目的に応じて内容を選択することが重要

　体温や筋温を上昇させる以外のウォーミングアップは,運動の種目に合わせてさまざまな方法で実施します.前述したジョギングや自転車エルゴメータ以外に,ストレッチングもウォーミングアップとして行われます.ストレッチングは大きく分けて筋を伸張させた状態で20〜30秒反動をつけずに伸ばし続けるスタティックストレッチング(図6-2)と,筋や関節を動かしながら筋の伸張–

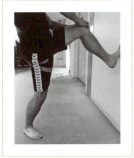
図6-2 ハムストリングスのスタティックストレッチング

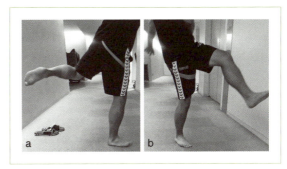
図6-3 ダイナミックストレッチング

短縮を繰り返えすダイナミックストレッチング(図6-3)があります．スタティックストレッチングは，自身で行う方法と他者に動かしてもらう方法(パートナーストレッチング)に分かれますが，いずれもやりすぎてしまうと筋紡錘の閾値が上がるため，けがのリスクが高まる可能性があり，ウォーミングアップとして行う場合は，過度に伸ばしすぎないことが重要です．ダイナミックストレッチングは自身の筋収縮によって関節運動を行い，筋の伸張-短縮を繰り返す方法で，主に上肢や下肢，体幹の回旋やスイング動作が用いられます．

また，競技種目や目的とする動作のためのウォーミングアップとして，メインの運動となる動作そのものを繰り返す方法(野球のスイングなど)や，運動を相に切り分け，その特定の相の動きのみを意識的に行う方法(ランニングの下肢のスイングなど)もあります．理学療法の現場においては前述したような**声かけや環境の設定，ルーティンを取り入れることで，大脳の興奮性の変化や，運動イメージを想起しやすくする**といったかかわりも準備運動としては重要かと思います．

また，筋力トレーニングや神経筋の促通を行う前に，関係する筋や関節周囲を他動的なROMエクササイズやホットパックなどの物理療法によって温度を上昇させることが，ある意味では「効果を上げたい，目的とする運動」のためのウォーミングアップにつながるのではないかと思います．

Q4 クーリングダウンの目的を教えてください

❶疲労からの早期回復と炎症反応の抑制
❷血液を心臓に戻すこと

❶疲労からの早期回復と炎症反応の抑制

　クーリングダウン(書籍によってはウォームダウンと表現しているものもあります)は「整理運動」といった用語で行われることもあります．運動によって生じた身体の変化を正常な状態(安静時の状態)に早期に近づけることが一番の目的となります．スポーツや理学療法における身体活動には必ず筋の収縮が伴います．負荷の大きさによって筋には遅発性筋肉痛(DOMS)とよばれる運動後24〜48時間で生じる痛みがみられます．これは，筋が大きな力で収縮する際には筋線維や毛細血管の一部に微細な損傷が生じることがあるためです．このような運動によって生じた損傷は局所的に炎症症状を呈するために，一過性の血流の増大や停滞を引き起こすからです．このような炎症反応に伴って遅発性筋肉痛が生じるといわれており，痛みが出現するまでの時間には個人差があります．

　しかし，運動後にクーリングダウンやマッサージ，交代浴などにより**血流を増大させ乳酸を早期に除去させる方法**(p.107「NAVI data」データ2)**や，アイシングなどの寒冷療法で，局所の血行動態反応を一過性に低下させ，炎症反応を抑えることで，痛みの出現を抑えることが可能**といわれています．

❷血液を心臓に戻すこと

　また，クーリングダウンには局所の疲労回復や炎症症状の抑制以外に，運動後の酸素負債からの回復を促す効果(p.107「NAVI data」データ3)や，局所に停滞した血流を還流するという目的もあります．有酸素運動を中心とした軽い運動であれば全酸素摂取量の半分は約30秒以内に返され，数分以内に酸素負債は回復するといわれていますが，乳酸や体温が急激に上昇するような激しい運動を行った場合は，数時間から1日かかるといった報告があります[4]．これらの状態を早期に回復させるために運動後に中等度以上の運動を行うことが推奨されており，このような回復法を**積極的回復(active recovery)**とよびます．

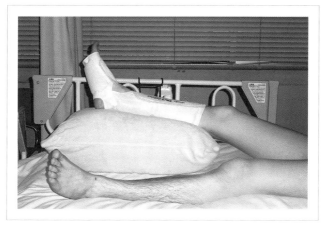

図6-4　メドマーによる静脈血の還流

　また，主に重力に抗した姿勢での全身運動後には毛細血管床に液体が満ち，周囲の組織に浸潤し水腫が生じます．その結果，帰還血流量が減少し，血圧が低下します．局所に静脈が停滞した状態は静脈瘤の原因ともなるため，脈管系・循環器疾患を有する患者の全身運動後のクーリングダウンは非常に重要です(図6-4)．併せてこのような静脈での血流の停滞を防ぐために心拍数の上昇や静脈の収縮が起こります．これらの結果，運動後に貧血などを生じることもあるので，運動後にはクーリングダウンが重要となります．

Q5 クーリングダウンの具体的な方法を教えてください

A
❶修正 Borg Scale で，2（弱い）程度の強度で，5～15 分程度の全身運動を行う
❷ストレッチングや寒冷療法，交代浴も効果的

❶修正 Borg Scale で，2（弱い）程度の強度で，5～15 分程度の全身運動を行う

　血中の乳酸の除去には最大酸素摂取量の 50％程度の運動強度が必要との報告もありますが，一般的には**主観的運動強度である修正 Borg Scale で，2（弱い）程度の強度で，5～15 分程度の全身運動を行うことが多い**です．具体的には歩行やジョギング，自転車エルゴメータ，水中歩行などが行われます．

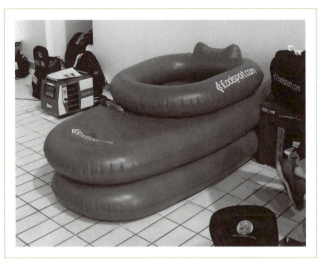

図 6-5　水泳の試合会場でも用いられている全身冷浴装置
水泳は午前中に予選があり，午後に決勝(準決勝)があることが多い．また，複数のレースにエントリーする選手もおり，レースとレースの間にいかに早く疲労を除去するかが重要となる．

❷ストレッチングや寒冷療法,交代浴も効果的(図6-5)

また,**全身の血流の改善や炎症症状の軽減を目的に交代浴**なども行われます(図6-5).交代浴に関する明確なプロトコルは存在しませんが,15〜20℃の冷水に腰の深さまで1分間ほど入り,その後38〜42℃前後の温水に1〜3分間ほど入る,という一連の流れを3〜4セット行うと効果的といわれています.局所の乳酸の除去や炎症症状の軽減には,ストレッチングや寒冷療法(アイシング)が効果的で,10〜15分ほどを目安に行うとよいです.

また,近年,野球投手の練習や試合後のクーリングダウンとしてストレッチングでは選択的に伸ばせないインナーマッスルに対してはチューブエクササイズを行うことを提唱している報告もあります.

■まとめ

ウォーミングアップやクーリングダウンの主な目的は,パフォーマンスの向上と障害予防です.これらを理学療法の現場で意識して行っているセラピストはあまり多くないかもしれません.しかし,上述したような生理学的な背景を踏まえると,**運動前のちょっとした声かけや,他動的なROMエクササイズ(動きの確認)を行うことは,その後の関節運動や筋出力に大きく影響**するかもしれません.

また,365日体制で理学療法を実施する施設も増えるなか,治療を着実に積み上げていくには**疲労をいかに早期に除去するかは重要な**テーマです.ウォーミングアップ,クーリングダウンも含めた治療内容や時間配分を構成するという考え方は,今後の理学療法を発展させるうえで重要なコンセプトになるかもしれません.

引用文献

1) 日本体育協会公認アスレティックトレーナー専門科目テキスト(第6巻)予防とコンディショニング. pp 272-277, 文光堂, 2007
2) Green JP, et al：Low-back stiffness is altered with warm-up and bench rest：implications for athletes. Med Sci Sports Exerc 34：1076-1081, 2002
3) Peter B, Karim K(著), 籾山日出樹, 他(総監修)：臨床スポーツ医学. pp 99-104, 医学映像教育センター, 2009
4) McArdle WD, 他(著), 田口貞善, 他(監訳)：運動生理学. pp 106-123, pp 412-415, 杏林書院, 1997
5) Olsen O, et al：The Effect of Warm-Up and Cool-Down Exercise on Delayed Onset Muscle Soreness in the Quadriceps Muscle：a Randomized Controlled Trial. J Hum Kinet 35：59-68, 2012
6) O'Sullivan K, et al：The effect of warm-up, static stretching and dynamic stretching on hamstring flexibility in previously injured subjects. BMC Musculoskelet Disord 10：37, 2009. doi：10.1186/1471-2474-10-37.
7) Olsen OE, et al：Exercises to prevent lower limb injuries in youth sports：cluster randomised controlled trial. BMJ 330：449, 2005

推奨文献

1) 高橋哲也：運動療法の実際：有酸素運動とレジスタンストレーニングについて(特集　心臓リハビリテーション：最近の知見と今後の展望). MEDICAL REHABILITATION(1346-0773)：56-66, 2013〈心臓リハビリテーションを行ううえで, 運動に伴う循環器系の反応や運動耐容能の変化を予想することは非常に重要です. 本総説はこれらの基本となる生理学的な根拠や実践に関してまとめています.〉
2) 藤田俊文, 岩田　学：脳卒中患者の運動負荷時の循環動態変動の特徴─併存疾患の重複に着目して. 理学療法科学 30：719-729, 2015〈ウォーミングアップによって, 脳血管障害患者であってもパフォーマンスは変わるという視点で行われた研究. リスクマネジメントのうえでも重要な研究です.〉

7

起居・移動動作の練習 Q & A
片麻痺患者の場合

竹中弘行

NAVI data
これだけは

このページでは本章で扱うトピックスの基本的事項についてまとめます．

支持面の移動とバランスを考慮した誘導が大切

　起居・移動動作の練習は支持面の移動とバランスを考慮して行います．データ1，2の注意点をよく理解したうえで，セラピストも一緒に動いて誘導し，動作を伝えることが大切です．

■ 観察し，感じながら練習しよう
データ1　片麻痺患者の動作の特徴と練習の注意点

起き上がり動作
- 上肢を体側部についた起き上がりでは，体幹の回旋の運動方向が変化する
- 運動が広がるとカウンターウエイト（釣り合いの重りとなる身体体節の質量）が減少する
- 片麻痺では腹部の筋活動や安定性に問題があり，頭部の挙上も不安定になりやすい
- 上肢で支持面を押す活動は頭部の移動とのタイミングが重要
- 腰椎・骨盤を起こすときは，力が必要で重心も高くなり不安定になる
- 下肢の位置と移動のタイミングは，カウンターウエイトの作用を考慮する必要がある

寝ていく動作
- 起き上がり同様，支持面に向かう運動と支持面の連続的な移動が重要
- 目的の位置に安定して寝ていくためには，頸部体幹屈筋群の遠心性収縮が必要
- カウンターウエイトの位置関係に注意する必要がある
- 頸部伸展などの活動は，体幹部支持の崩れを引き起こし，倒れこむ動作となりやすい

立ち上がり動作
- 全身（頭部・体幹）の移動は前上方に向かい，バランスを維持する活動が必要
- 頭部体幹の前方への移動から始まり，股関節が屈曲する
- 前方への移動に伴い，支持面は両側臀部（座骨）・大腿後面から足底面に変化する
- 離臀後は足底面の前後で頭部と臀部が釣り合いを保ちながら下肢・体幹部を伸展する
- 早く立ち上がるときは，頭部体幹部の移動を制動し慣性力を得るタイミングが重要

座り動作
- 座り動作では，膝屈曲開始時の膝折れに注意する
- 頭部を軽く前方に移動させ，釣り合いを保ちながら臀部を後下方に移動する
- 臀部が支持面に着くまで前足部への荷重を促す（踵荷重となり重心位置が後方に偏ると足底部での支持ができなくなり崩れるように座ってしまう）

歩行
- 歩き出す前の立位姿勢と構えを確認する
- 可能であれば，麻痺側での支持から誘導し，非麻痺側から踏み出すことで非対称性を防ぐ誘導を行う
- 歩行の運動要素の練習のみではなく，交互性の連続的な動作として歩行を経験させる

階段昇降
- 練習開始の多くは2足1段の動作パターン（昇段は非麻痺側先行，降段は麻痺側先行）
- 麻痺側下肢の介助が必要な場合，降段時に下肢の内転方向への接地に注意する
- 高さへの知覚は恐怖心や不安定感を引き起こすので注意する

■ 一緒に動きながらセラピストも練習しよう
データ2　動作練習時のセラピスト自身の注意点

セラピストの開始位置と移動が可能な構えをつくる
- 動作パターンと移動方向を考慮し，セラピスト自身がスムーズに移動できるようにステップポジションを工夫する
- 患者のみを移動させず，セラピストは患者と一緒に移動する
- セラピストが患者の動作を見ようとして，患者の動作を邪魔しないようにする

ハンドリングと動き方
- 力による介助ではなく，セラピスト自身の運動を伝えることを意識する
- 患者の身体をできるだけ指先でつかまず，手全体で触れることを意識する
- 患者のこわばり，力み，動作が止まる瞬間を感じ，この瞬間に先行するように運動を伝えながら誘導する
- バランスを維持するために患者の支持面の移動を知覚探索しながら誘導する
- 動作終了の姿勢を確認・修正し，バランス保持ができる情報を確実に与える
- 口頭指示は誘導の方向やタイミングと一致し，必要な運動を簡潔に伝える
- セラピストの移動は，患者の視覚的な移動情報となることを念頭におく

Q1 片麻痺患者の起き上がり練習や，立ち上がり練習の注意点を教えてください

A
❶動作の構えとセラピストのポジショニングに注意しよう
❷セラピストの誘導と口頭指示が重要
❸代償動作や過剰努力に注意しよう

❶動作の構えとセラピストのポジショニングに注意しよう

①起き上がり動作

起き上がりでは，まず患者の臥位の状態を確認します．非麻痺側が力んで構え，頭部や上下肢をベッドに押しつけたり，背部を仰け反らせるような姿勢を多くみかけます．このような場合，力んでいる身体部分を患者自身が行える程度の運動範囲でセラピストがゆっくりと誘導しながら支持面上で揺するように動かし，リラックスした姿勢をつくります(図7-1)．つまり，**能動的に動いて患者自身が動き出せる構えになることを援助します**．

起き上がり動作は，頭部・体幹部を屈曲・回旋させながら骨盤の上に乗せていく動作ですから，セラピストは頭部の誘導から骨盤部の保持までできる態勢

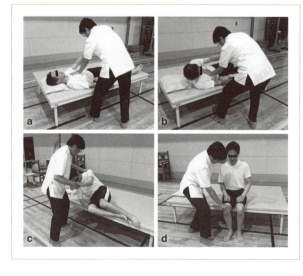

図7-1 起き上がり動作
誘導の方向とタイミングが大切
a：患者の背臥位姿勢を確認し，セラピストは座位までの誘導が可能なようにステップポジションをとる
b：頭部・上肢の挙上を誘導し，支持面となる胸郭の安定性を保つ
c：支持面となる肘から骨盤上で体幹部のバランスを維持する
d：安定した座位を保つ

をとる必要があります．**患者の起き上がる側で支持面の移動に沿って動けるステップポジションをとります．**セラピストがその場に立ち，患者だけが動いていくのではありません（図7-1）．

2 立ち上がり動作

立ち上がり動作で介助が必要な場合，セラピストは体幹部のアライメントを整え麻痺側下肢の介助ができるように患者の麻痺側に座った位置から誘導を行い，**開始姿勢となる座位の状態を確認します．**円背姿勢や左右に傾いた体幹の姿勢では，骨盤の傾きを修正し，両側の座骨に胸郭・頭部の重さが乗った安定した姿勢に誘導します．麻痺側下肢の股関節が回旋していたり，痙性や連合反応により足底部が床面についていないことが多くみられます．また，非麻痺側下肢も座位姿勢を保つために過剰に力んでいる場合があります．いずれにしろ，両側の下肢が平行に保たれ，足関節は膝関節よりやや後ろに引いた位置で足底部をしっかり床につけた状態に準備します（図7-2a）．必要であれば足趾屈筋群や足関節内反筋群を伸張し筋緊張を整えます．

座位姿勢の構えが保てる患者では，セラピストは患者の前方からの誘導が可能ですが，患者の動作を妨げず，視覚的にも立ち塞がるような圧迫感を与えないために，患者と一緒に動けるように最終的な立位姿勢になる道筋をイメージして移動できるステップポジションをとります．

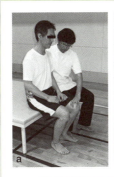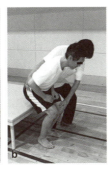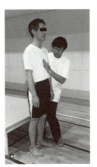

図7-2 立ち上がり動作
支持面の移動とバランスに注意
a：開始姿勢の座位で体幹部のアライメントを修正し下肢の位置を確認する
b：体幹の前傾を誘導し両側下肢の足底面に荷重しながら離臀させる
c：患者の立位バランスを保ち，膝の位置を適切に誘導する

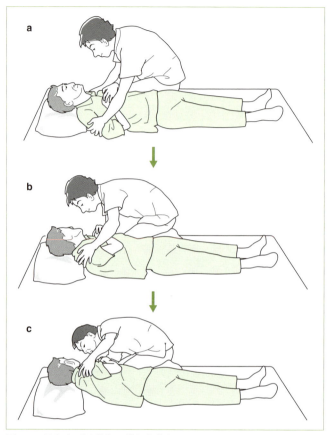

図 7-3　起き上がり動作の構えを整える
背臥位での能動的な運動を促し，リラックスした開始姿勢になる．誘導はセラピストも同時に動く．
a：頭部の押しつけや，頸部・肩甲帯の過緊張に対し，両肩から支持面の知覚を誘導する
b，c：セラピストは患者の頭部の回旋を先導するように患者の支持面方向に移動し，同時に肩甲骨への荷重を促す

❷セラピストの誘導と口頭指示が重要

①起き上がり動作

　起き上がり動作の誘導は，患者を上方へ引き上げるという介助ではありません．頭部・上肢・胸郭など支持面からの挙上が難しい身体部位を誘導し，次に支持面となる身体部位の安定性を確保することが大切です(図 7-3)．

頭部を挙上するとき，起き上がる側の肩甲骨から胸郭外側部が支持面となります．腹部の筋活動が不十分で胸郭の安定性が保持できない場合は胸郭下部を支持面方向に軽く圧迫しながら誘導します．また，麻痺側への起き上がりでは，麻痺側上肢での支持期に上腕骨頭が前方に突出し肩甲上腕関節が伸展位にならないように確実にアライメントを整えて関節を保護し，支持性を介助する必要があります．肩甲上腕関節窩に上腕骨頭が確実にアライメントされるように関節の保護と支持性の介助が必要なことが多いです．痛みを引き起こしやすい関節であるため，注意が必要です．

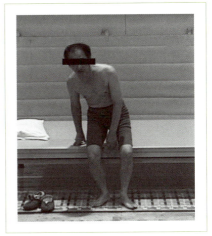

図7-4　非麻痺側下肢での努力的な立ち上がり（左片麻痺）
非麻痺側下肢中心で立ち上がろうとしているので非対称な姿勢となり，麻痺側足底面への荷重ができていない

「起き上がってください」という口頭指示は，全身的な過剰努力を引き起こし，患者の力みが連合反応を誘発して動作をより困難にする可能性があります．まずセラピストが患者の行える程度の介助で誘導を開始して運動方向を伝えながら，「顎を引いて」「肩を前に」，頭部が肘を超えるタイミングで「肘をついて」，頭部が手掌面に至るタイミングで「手で押して」，顔を上げて座骨に乗るタイミングで「身体を起こして」など，**動作の流れのなかでタイミングよく必要な運動が明確に伝わる指示をします．この指示と誘導のタイミングや方向が一致していることが重要です**（図7-3）．

2 立ち上がり動作

立ち上がり動作では，患者は下肢を伸展し伸び上がるような動作をしようとすることがあります．動作はあくまで，**足底面に重心移動して踏ん張る感覚が大切です．**また非麻痺側下肢での努力的な立ち上がりでは，頭部や体幹が側屈し麻痺側骨盤が後方に引けて足底面に荷重できなくなります（図7-4）．ですから頭部，体幹の荷重方向が大切です．**座位の構えを修正し，正中前方へ骨盤を前傾し股関節が屈曲する方向へ運動が広がっていくことを確認しながら離臀さ**

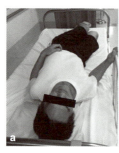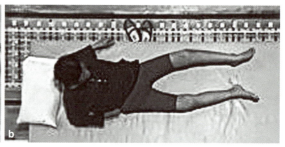

図7-5　非麻痺側上肢での引き込みによる起き上がり動作
a：ベッド柵の引き込みと背部伸展筋の過緊張
b：非麻痺側上肢での引きこみによる過剰努力が体幹部の伸展活動および麻痺側上下肢の連合反応を引き起こす(右片麻痺)

せ，体幹を足底面に乗せる方向に誘導することが大切です(図7-2)．
「立ってください」という指示は，即座に下肢を伸展させ，足底支持面への重心移動を阻害する場合があります．**まずは，頭部体幹部の前傾を促すことが大切です．**

❸代償動作や過剰努力に注意しよう

①起き上がり動作

起き上がり動作では，**ベッド柵やマットの端を非麻痺側上肢で引きつけることがよくあります．**引きつけた側の肩関節が前方に引き出され，肩甲上腕関節が伸展位となり，背部伸展筋群の緊張が高まり，結果として頭部から胸椎にかけての屈曲回旋を阻害してしまいます．また，頭部の挙上時に顎を突き出し上部頸椎が伸展し屈曲回旋の運動が困難であったり，反対側の肩甲骨や上肢が動作の重りとして残ってしまうことがあります(図7-5)．これらは**腹部筋群による支持面となる胸郭の安定性が確保されないことが大きな要因です．背臥位の構えの修正と，誘導時に支持面となる身体体節の安定性をつくる介助が大切です．**

非麻痺側に起き上がる際，麻痺側下肢に非麻痺側下肢を差し入れて起き上がり方向に動かそうとすることがありますが，最初の構えの段階で下肢を移動させようとすると，頭部・体幹部の起き上がりに非麻痺側下肢が釣り合いの重さ(counter-weight：カウンターウエイト)としての役割が果たせない場合がある

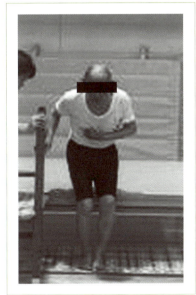

図7-6 非麻痺側上肢で強く引きつけての立ち上がり(左片麻痺)
過剰な努力が連合反応につながりバランスを崩す悪循環を生む

ので，下肢を置く位置と移動のタイミングにも注意しましょう．

②立ち上がり動作

　立ち上がり動作では手すりなどを上肢で強く引いて臀部を引き上げることがあります．体幹部の前傾と下肢の筋力を代償し足底面に重心移動しますが，上肢で引く力と下肢で突っ張る力のバランスが崩れると不安定になりやすく，過剰な努力が連合反応につながり悪循環となります(図7-6)．

　また，足底支持面への重心移動に困難を感じるケースでは，下腿後面をベッドに当てて押すように立ち上がったり，非麻痺上肢で支持面を押して立ち上がります(図7-4)．

　セラピストは足底面への重心移動を体幹部の安定性と全身のバランスを確実に確保しながら行う必要があります．

Q2 片麻痺患者を立位から椅子に座らせる際の注意点を教えてください

A
❶構え(立位姿勢)の修正をしよう
❷座り動作開始時の膝折れを防ごう

❶構え(立位姿勢)の修正をしよう

　患者が立位で両側下肢に均等に体重をかけていることは少ないです．非麻痺側中心の過剰な努力性の筋活動は麻痺側上下肢の連合反応を引き起こす要因となり，麻痺側の骨盤が後退し股関節は屈曲位をとることが多くなります．**まずは，この左右差を修正し麻痺側下肢に荷重できる準備を整えます**．足底全体で接地し，足趾の過剰な屈曲反応がないことを確認します．

　下肢を伸展位で固定しているようなケースでは，左右への体重移動や体幹部の運動を誘導し，過剰で努力的な活動から運動性を引き出し，下肢の協調的な筋活動を経験させます．

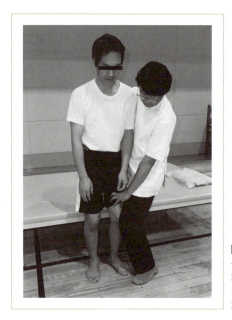

図7-7　麻痺側からの座り動作の誘導
セラピストは患者の膝を軽く前方に誘導しながら，患側足底面に荷重を促し，膝折れを防止しながら支持機能を高める．股関節から体幹の前傾を促す．

❷座り動作開始時の膝折れを防ごう

　座り動作は座面が見えにくく，下肢筋の遠心性の収縮を伴うため，片麻痺患者には難しい動作です．膝関節を伸展ロックした状態から座る場合では，伸展固定を解く瞬間に膝折れを起こすことがあります．これを防ぐには，麻痺側から患者の骨盤や体幹に接するセラピストの上肢や体幹部で体幹骨盤部のアライメントを保つようにします．**膝折れに対して，セラピストの両膝で患者の膝を挟み込むように膝の前方移動を誘導し，同時に患者の頭部体幹の前傾を誘導します．**このとき，体幹全体が屈曲姿勢にならないように胸椎の伸展を保つことが大切です．頭部が前方に移動し膝関節が屈曲してきたらセラピストの片手を患者の大腿下部に置き，下腿の長軸に沿った方向に圧迫を加えながら臀部を下ろしていきます．このように患側足底面に荷重を促し，支持機能を高める誘導を続けることが大切です(図7-7)．

　また，臀部が座面についたら，顔を前に向けるように指示しながら体幹部を座骨の上に誘導します．骨盤を中間位に保ち両側座骨に荷重して座らせます．

Q3 座位から臥位へ寝かせる際の注意点を教えてください

A 寝ていく動作のイメージと誘導が大切

「寝ることは，背部の広い支持面に向かって倒れ込むことである」という動作のイメージが，寝る動作の不安定性や危険性を生みます．**寝ることは，最初から後ろに向かう動作ではなく，**①支持面は体側に置いた手掌面から前腕部へ，②肘から上腕外側を経て肩甲骨へ，③肩甲骨内側から脊柱へと連続的に移り広がっていきます．つまり，**支持面の方向に向かう頭部・体幹の屈曲回旋が必要であることを念頭に置くことが大切です．**

セラピストは起き上がり動作と同様に，**連続した動作のイメージで誘導が可能となるポジションをとり，常に先導するように移動できることが大切です．**口頭指示も「寝てください」ではなく，上記の動作の連続性(①〜③)を考慮し各身体体節の運動のタイミングに合わせて必要な運動を引き出すように行います．

Q4 片麻痺患者の歩行練習のコツを教えてください

A
❶ 立位姿勢を修正し，左右の下肢への重心移動を確実に行おう
❷ 歩行の自律的リズムを促し，移動につながる活動を取り入れよう
❸ 杖・装具は目的に合わせて利用しよう

❶立位姿勢を修正し，左右の下肢への重心移動を確実に行おう

　片麻痺患者の多くは，非麻痺側といえども一側下肢で立つことは容易ではありません．非麻痺側での安定した支持は麻痺側の機能が発揮できる条件です．そのため，両側へ重心移動し，下肢にしっかりとアライメントを整えて立つことを誘導します．多くの場合，セラピストは患者の麻痺側から誘導しますが，**患者に対し歩行に必要なバランスとアライメントの修正および移動の情報を同時に提供するために，できるだけ患者と接する身体部分を確保して骨盤から左右への重心移動が可能となるように誘導することが大切です**（図7-8）．

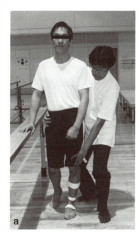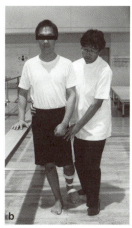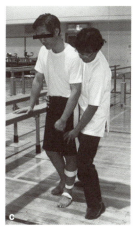

図7-8　患者に接する身体部位から情報を伝え，介助しながら誘導する
下肢の支持に問題がある患者では，セラピストは麻痺側からできるだけ患者に接することで安定感を与え，セラピスト自身が動いて運動を伝え，確実に足底面に重心移動する（a，b）．セラピストが患者の動きを覗き込むと患者の姿勢を崩し，動作を阻害するので注意する（c）．

セラピストが患者の足部を確認するために覗き込むと患者の姿勢を崩してしまうことがあるので注意します．

必要であればテーブルや平行棒などを利用し，患者が不安なく自分のアライメントを知覚し修正できる環境を設定します．

❷歩行の自律的リズムを促し，移動につながる活動を取り入れよう

片麻痺患者は歩行時に支持面や外部の環境の変化には関係なく定型的な運動を繰り返すことが多くみられます．また，空間内での身体の定位や体性感覚への集中などから前方床面をじっと見据えるような視線の固定もよくみられます．歩行パターン・リズムともに画一的なものとなり，周囲の状況確認や方向転換・段差など変化が必要な場面では動作の流れのなかでは対応できず，一度立ち止まる必要が生じます．

これらの問題を解決するために，立脚の支持機能の改善や，遊脚につながる下肢の空間保持と移動など歩行の運動要素を引き出す治療は必要です．

しかし，歩行は何かを行う目的で移動し，周囲を見ながら，時には話しながら行うリズムのある動作なので，自律的なリズムのなかで交互性の協調運動をつくる必要があります．ですから，**支持性やバランス，下肢の振り出しを介助してリズムのある歩行を経験させることも重要です**．このリズムのなかで潜在的な機能を引き出せることも多く経験します．

また，具体的な課題として，物への対応を視覚や体性感覚の統合を通じて支持面との関係づくりが自律的に行われるような行為（例えばボールや風船を用いた活動など）や物を運んで移動させる活動などを取り入れて，**目的のある移動を行うことも歩行練習には重要です**．

❸杖・装具は目的に合わせて利用しよう

杖は，あくまで全身的なバランスを整える目的で使用することが大切です．杖は麻痺側の支持機能を補うのみでなく，非麻痺側では安定して立脚するための手掛かりになっていることを確かめながら使用します．そのため杖に過剰に寄りかかったり，突っ張ったりする反応がある場合は，最初から杖を用いるのではなく，セラピストが介助誘導しながら歩行練習することがあります．また，杖の高さや握りの向きは歩行姿勢に影響するので杖の選択にも注意します．

装具は主に下肢（足部・足関節・膝関節）の機能を補い，中枢部（股関節や体

幹)の活動を促通する目的で使用します．**運動機能改善と装具による運動制御目的の変化に合わせて装具を変更したり，外すことを考慮します．**

　また，足部の構造的な問題(アーチの低下など)が認められる場合は，立位アライメントやほかの身体機能への影響に配慮し，アーチサポートなどの問題を補う装具の使用を勧めます．

　屋外歩行では安全・安心を優先し装具を用いる患者でも，自宅内の移動では足部の引きずりや足趾(槌指など)の問題がない場合は，立ち上がり動作の容易さや ADL の行いやすさも考慮し，装具を外して活動することを勧めてもよいと考えます．

Q5 片麻痺患者の階段練習のコツを教えてください

A
❶患者の立ち位置や，麻痺側下肢の内転，膝折れに注意しよう
❷患者の恐怖心や転倒防止に配慮しよう

❶患者の立ち位置や，麻痺側下肢の内転，膝折れに注意しよう

　麻痺側下肢の支持や上げ下ろしの介助が必要で，2足1段での昇降を行う場合，昇り降りともに，患者は不安感から非麻痺側の手すりに近づこうとしますが，近づきすぎると非麻痺側の下肢への重心移動が妨げられるので，**患者の立ち位置は手すりに近寄りすぎないことが大切です．**

　昇りでは，セラピストは麻痺側に寄り添うように立ち，まずは麻痺側下肢への荷重を促します．膝折れを予防しつつ非麻痺側下肢を上段に上げるように指示します(図7-9a)．上段に乗せた下肢へ骨盤から荷重を誘導しバランスを確保しながら上段に昇ります．麻痺側下肢を上段に乗せることを指示し，必要であれば下肢を介助します．麻痺側下肢が上段に乗ったら，麻痺側下肢への荷重を誘導します．この繰り返しとなりますが，手すりにつかまっている上肢での強い引きつけや体幹の手すり方向への側屈がみられるような場合は，胸郭や腋窩部から誘導してアライメントを整えます．

　降りでは，不安感から各段の後ろのほうに立つことが多いですが，動作を容易にするためには，できるだけ非麻痺側の前足部が各段の前端から前に出る程度に立つ必要があります．手すりはやや前方で支持し，非麻痺側前足部で支えながら麻痺側下肢を降ろせるようにします．下段を確認し，麻痺側下肢の移動方向を誘導しながら降ろします(図7-9b)．

　非麻痺側上肢で手すりにしがみつくと身体の前方移動が阻害され，**下段に降ろす麻痺側下肢に内転する反応が高まりやすいので注意します．**

　非麻痺側であっても膝折れの可能性はあるため，麻痺側下肢が下段に接地したらバランスを保持しながらしっかりと荷重を促し安定させます．その後，非麻痺側下肢を下段に降ろすように指示します．

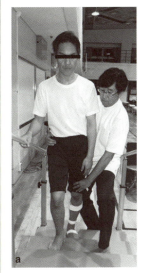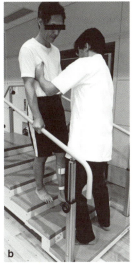

図7-9 階段練習の誘導左片麻痺
昇り降りともに左右の下肢へ重心移動を確実に行い全身のバランスを保つ．降りでは非麻痺側足部を前方に出し，麻痺側下肢の内転位での接地に注意する．セラピスト自身の安定性の確保も大切．

❷患者の恐怖心や転倒防止に配慮しよう

患者は立位でも視線が高くなり，床が遠く感じられて不安になる人もいます．階段の降りは，各段の高さと階下までの高さがあり，支持面が遠く低く感じるので，転倒の恐怖心から身体をこわばらせてしまうことも多くなります．

セラピストの立ち位置は，下段に足を降ろす位置が確認できる必要はありますが，より下方の階段の高さを遮り，視覚から感じる恐怖感を防ぐ工夫も必要です．

患者の機能により実用的には斜めや後ろ向きでの降段を考慮する場合もあります．

いずれの場合でも，患者がバランスを崩したときにセラピスト自身も一緒に転倒する危険性がありますので，セラピストの安定性を確保する構えをとることも大切です．

Q6 片麻痺患者の動作練習で大切なことは何ですか？

A
❶ 開始姿勢で動作の構えを自ら整えよう
❷ 動作の連続性を経験させ，成功経験に導こう
❸ 口頭指示は動作を阻害しないように行おう

　患者が自分で探り出した方法で目的行為を何とか達成すると，その方法がいかに努力的であっても，転倒せずに目的を達成するための重要な活動手段になります．このため，運動機能の改善が認められても，探り出した方法を繰り返すことがあります．このとき発症以前の身体イメージや運動感覚をもとにした観念的・努力的に行われる不安定な動作では，身体の過剰な固定と力が必要です．筋緊張のアンバランスを強めたり，持続的に緊張させて固定している組織の短縮などを引き起こし，可動性を低下させるようなパターンの強化につながることも多くみられます．

　このような動作での繰り返しの練習は，その後の機能改善や環境への適応を促すような探索的活動が乏しく，動作の改善や応用性が得られにくくなります．また，患者が自分自身の能力に気づき，運動性を発揮していく過程を阻害してしまいます．

❶ 開始姿勢で動作の構えを自ら整えよう

　動作練習では，まず開始姿勢が大切です．動作の構えを自ら整えることができることです．このためには，患者自身が行える運動で支持面との関係性を能動的に動いて感じられることが大切です．臥位で胸郭や骨盤を揺するように動かしたり，座位で骨盤を前後左右に動かしたりして，支持面を感じながら筋緊張を整えるように指導し習慣化させることも1つの方法です(図7-3)．

❷ 動作の連続性を経験させ，成功経験に導こう

　また，**動作練習では動作の連続性が大切です**．動作の進んでいく方向と運動の広がりや支持面の連続した移動を確認する必要があります．**患者が動作のイメージや実現すべき身体の運動感覚を得るためには，セラピストが誘導しなが**

ら一連の動作を経験させることが大切です．筋力や可動性の問題などで動作が途切れそうな相は，セラピストが誘導・介助して連続性を保ちながら動作を成功に導き，動作を経験学習する必要があります．まずは回数よりも動作自体の流れが患者の能力に見合ったものになっているかを確認しながら成功経験に導くことが重要です．そのうえで，動作が自立できるように，必要な運動機能を補う部分的運動の反復練習も必要だと考えます．

❸口頭指示は動作を阻害しないように行おう

また，動作における口頭指示は，運動そのものに注目させる要素が大きいので，患者にとっては指示された運動を実現することが目的となり，連続した自律的な動作の実現とは異なった学習になる可能性もあります．

つまり，**口頭指示は，連続する協調運動のタイミングに合わせ，動作を阻害しない程度の意識づけで，動作の連続性を確保するうえで必要な運動要素を指示するように行うべきです．**

■まとめ

片麻痺患者は自分自身の状態が知覚できず，不安・恐れ・痛みなど「動きたくない」という情動を喚起するような状態に追い込まれていることが多いです．セラピストはこの状態に共感する経験が大切です．

われわれの基本動作は意図的に学習してきたものではなく，生活環境のなかで発育・発達とともに獲得してきたものです．どのように学習したのか意識できず，一度できなくなるとどうしてよいかがわかりません．

ですから，基本動作の練習では，動き出せる状態（動作の構え）を準備し，動作を経験することにより，自分自身と環境を知覚する過程が必要です．つまり，能動的に動いて自ら気づく必要があるということです．セラピストにはこの過程を援助する技能が求められているのです．

推奨文献

1) 竹中弘行:動作練習の基本.PT ジャーナル 42:411-420,2008〈患者のみならず,セラピスト自身の移動や探索的な活動と誘導を行ううえでの基本を提示〉
2) 冨田昌夫:脳血管障害片麻痺の動作,奈良 勲,高橋正明(編) 標準理学療法学専門分野 臨床動作分析.pp 120-131,医学書院,2001〈片麻痺患者の動作における,バランス反応と環境(支持面)の知覚の関係を理解する助けとなります〉
3) Klein-Vogelbach S:Functional Kinetuics. Springer-Verlag, Berlin, 1998

8

起居・移動動作の練習 Q & A
運動器疾患の場合

加藤 浩

NAVI data
これだけは

このページでは本章で扱うトピックスの基本的事項についてまとめます．

異常な動作をみるには，まず正常ベースの動きの特徴を押さえよう

　運動器疾患をもつ患者の起居・移動動作の練習で大切なことは，まず正常ベースの動きを筋活動の視点や運動学的・運動力学的視点からしっかりと理解することです．正常な動きを理解することで，そこから逸脱した動きの特徴が深くみえるようになります．

■ 荷重応答期(LR)は初期接地(IC)以降，体重移動が加速的に増加する

データ1　歩行周期の分類と床反力・筋活動特性

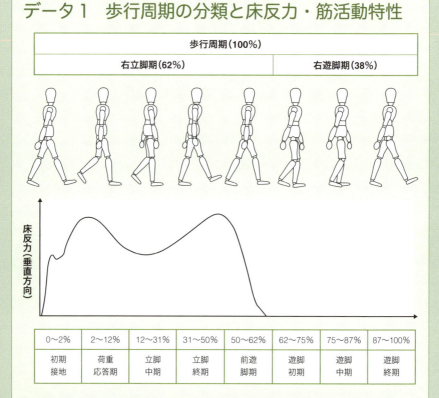

初期接地から荷重応答期は両脚支持期であり，反対側下肢からの体重の受け渡しが行われる

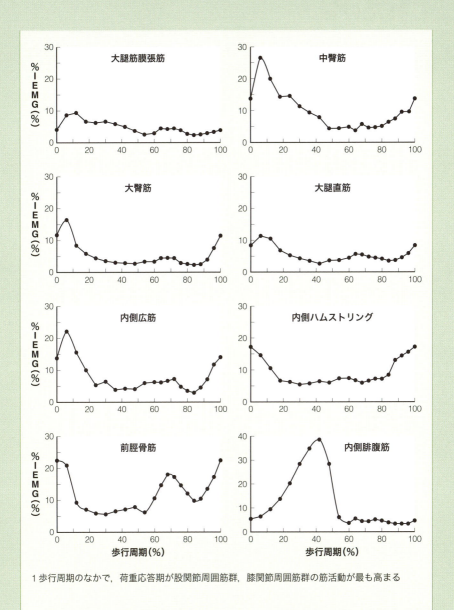

1歩行周期のなかで，荷重応答期が股関節周囲筋群，膝関節周囲筋群の筋活動が最も高まる

NAVI data
これだけは

このページでは本章で扱うトピックスの基本的事項についてまとめます．

■ 異常歩行は運動器疾患以外にも多数存在する

データ2　代表的な異常歩行

1　正常歩行のくせ

船乗り歩行　sailor gait	歩幅を広くして骨盤や肩が上下左右に大きく動揺する
スイング歩行　swing gait	いわゆるモンローウォーク（Monroe walk）
行進歩行　majestic gait	ゆっくりとした行列で行進するように歩くため，歩行率は低い（英国の衛兵）
気取り歩行　mincing gait	踵接地の代わりに足底全体で接地し，歩幅が短く足早に歩く
前かがみ歩行　slouch gait	肩をすぼめ，短い歩幅で歩く
疲労歩行　fatigue gait	前かがみ歩行に似ているが，股・膝関節を屈曲して歩く

2　異常歩行の固有名称

鶏歩・馬歩 cock's gait・equing (steppage) gait	腓骨神経麻痺による，足先が下垂することによる（垂れ足：drop foot），下腿を高く上げる歩行．
踵歩行　calcaneal gait	腓腹筋麻痺（脛骨神経麻痺）で生じる
逃避性歩行　antalgic gait	痛みを避けるために生じる歩行．患側下肢をゆっくりと接地させ，立脚相は短くなる．
麻痺性歩行　paralytic gait	神経麻痺の筋力低下に起因する歩容の変化の総称
痙性歩行　spastic gait	脊髄錐体路障害でみられ，膝が伸展し，足関節が底屈する強直性歩行
片麻痺歩行　hemiplegic gait	片麻痺患者にみられる歩行の総称．上肢はWernicke-Mann肢位をとり，下肢は共同運動パターンによる振り出しがみられ，前足部から接地することが多い．
草刈り歩行（分回し歩行） circumduction	股関節を中心として円を描くように下肢を振り出す歩き方
対麻痺歩行　paraplegic gait	足を上げることなく引きずりながら行う短歩行
鋏状歩行（はさみ足歩行） scissors gait	痙直型脳性麻痺の患者によくみられる歩き方で，股関節内転内旋，膝関節軽度屈曲，尖足位をとり，両下肢を交差させて歩く
トレンデレンブルク歩行 Trendelenburg gait	立脚相に遊脚側の骨盤が下制する歩き方
臀筋麻痺（中臀筋）歩行 gluteal gait	中臀筋の麻痺により，歩行の際，患側へ体が傾く歩き方

動揺歩行・あひる（鶩）歩行 waddling gait・duck gait	中臀筋の筋力低下が両側性にあると左右へ体幹を振るような歩き方になる
大臀筋歩行　gluteus maximus gait	大臀筋筋力低下がある場合，体幹を後方へ傾斜させ，のけぞるような歩き方になる
失調歩行（踵打ち歩行）　ataxic gait	脊髄性運動失調にみられる．足元をみつめ，遊脚相には足を高く上げて，踵接地後に足底を地面にたたきつけるように歩く
小脳性歩行　cerebellar gait 　よろめき歩行　staggering gait 　酩酊歩行　drunken gait	小脳性失調では酩酊時のような不安定な歩行となり，ワイドベースで，一直線上を歩くことができない．バランスを崩す方向は一定ではない
小刻み歩行　marche a petits pas・ walk with short steps	パーキンソン病（症候群）でみられ，前屈姿勢で，歩幅が短く，足底を擦るように歩く
すくみ足歩行　frozen gait	パーキンソン病（症候群）で，足底が地面に張り付いたかのようになり，歩行中にも同様のことが生じる
加速歩行　festinating gait	パーキンソン病（症候群）で，前傾姿勢で歩きだすと，次第に歩幅が狭くなり，歩調が増加し，前方へ倒れるように歩く．小刻み歩行，すくみ足歩行，加速歩行を総称して「パーキンソン歩行」という
牛歩　cow gait	X脚による動揺性歩行
蛙足（跳歩）　frog gait	小児麻痺患者の跳び足
ヒステリー歩行　hysterical gait	一定な異常パターンがなく，心因性のもの

（藤澤宏幸，長崎　浩：観察による運動・動作分析演習ノート．p63，医歯薬出版，2009より引用・改変）

Q1 下肢関節疾患患者の立ち上がり練習の注意点を教えてください．どこにいて，どこをどう持ったらよいですか？　どのように患者さんに指示したらよいですか？

A
❶理学療法士の立ち位置は患側下肢の前外側方向がベスト
❷まず骨盤の前傾運動で体幹を前傾させることが重要
❸離臀の瞬間の動作が重要
❹患者の状態に合わせて身体を把持・保持する箇所を工夫する

❶理学療法士の立ち位置は患側下肢の前外側方向がベスト

　椅座位からの立ち上がり動作練習の際，理学療法士の立ち位置はどこが推奨されるでしょうか．結論からいうと**患者の前方向，もしくは患側下肢の前外側方向がベスト**です．その理由は大きく2つあります．

　1つ目は**理学療法士と患者の身体重心（COG）位置の関係**です．立ち上がり動作のCOG位置の軌跡は，最初，体幹の前傾に伴い前方向へ移動します．次に座面から離臀した後は，COGは上方向へ大きく移動し，最後に若干，後方へ戻って起立位となります．このように，立ち上がり動作はCOGを前上方向へ大きく移動させる動きなので，理学療法士は患者の前方に位置したほうが，立ち上がり動作時に患者とのCOGの距離が広がらないため，患者の動作を制御（介助）しやすくなります．つまり，両者のCOGの距離を適切に保ちながら介入することが重要です．

　2つ目は**患者の心理的要素の問題**です．術後を含む多くの場合で，患者は患側下肢へ荷重することへの恐怖心や痛み，筋力低下などにより，健側下肢優位での立ち上がり練習になりがちです．そこで，理学療法士が患側下肢の前外側方向に位置することで，患側下肢へ荷重することに対する不安感を和らげることができます．また，**練習時に膝折れなどで転倒する危険性は患側方向が高い**のでリスクマネジメントの側面からも重要といえます．

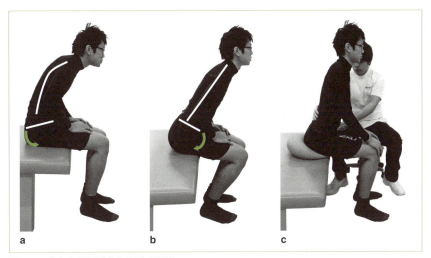

図 8-1　立ち上がり動作初期時の運動
a：骨盤後傾位の場合　b：骨盤前傾位の場合
c：エアクッションを用いた骨盤前傾運動の練習

❷まず骨盤の前傾運動で体幹を前傾させることが重要(図 8-1)

　正常ベースにおける立ち上がり動作で最初に起きる運動は，骨盤の前傾運動です．つまり股関節の屈曲運動が重要となります．この**骨盤の前傾運動は上部体幹(特に胸椎部)の伸展運動を促す**ため，脊柱アライメントを正常(体幹中間位)に保持した状態で体幹前傾(COG の前方移動)が可能となります．これに対して骨盤後傾位の場合，体幹は中間位を保持できず屈曲位となります．いわゆる円背姿勢です．この場合，骨盤前傾による COG の前方移動が起きにくいため，上部体幹や頭部の過度な屈曲運動により COG の前方移動を代償しようとします．以上のことから，骨盤後傾位の患者においては，まず，骨盤前傾運動を練習させ，座骨支持の姿勢を確立させます．次に骨盤前傾運動に伴う体幹前傾を誘導し COG を前方移動させることが重要です．

❸離臀の瞬間の動作が重要(図 8-2)

　骨盤前傾運動に伴う体幹前傾により COG は前方へ移動します．これにより，両下肢へ作用する反力は大きくなります．これは座面からお尻が離れる瞬間(離臀)に向けた体重移動の準備段階といえます．この関係を詳しくみてみると，立ち上がり動作に伴い臀部に作用する反力は減少し，両下肢に作用する床からの

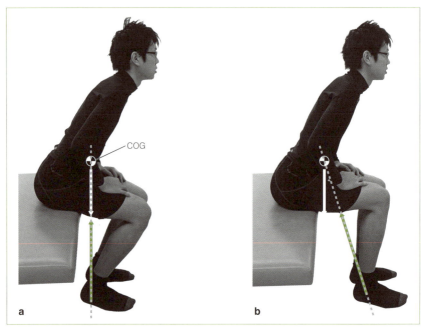

図 8-2　離臀の瞬間
a：COG の真下に支持基底面があるため安定
b：COG の真下に支持基底面がないため不安定．白矢印は重力，色矢印は床からの反力を示す．

反力(床反力)が増大します．そして，この両者の反力が釣り合うのは，離臀する少し前となります．このことは，**離臀する前に既に臀部に作用する反力よりも，大きな反力が両下肢に作用**していることを意味します．両下肢の床反力の作用方向は常に COG に向かうので，離臀する前に両下肢足部を COG の真下へくるようにポジショニングしておけば，離臀の瞬間，床反力と重力は同一線上に配列されますので動作は安定します．つまり，**立ち上がりの前に足部を少し手前に引くという動作が重要**です．そして，この離臀の瞬間に重要となるのが大腿四頭筋と前脛骨筋の筋活動となります．前脛骨筋の作用は足部が脛骨に向かって運動する，すなわち，足関節背屈作用です．しかし，実際は遠位停止部である足部は床面に固定されているため，近位起始部である脛骨が足部に向かって引き寄せられるような運動となります．どちらも足部と脛骨が近づくような運動に変わりはありませんが，動作レベルでみたとき，その臨床的意義は

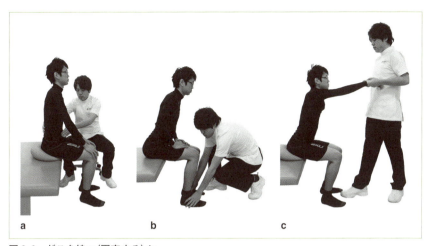

図 8-3 どこを持つ(固定する)か
a：骨盤を把持した誘導　b：足部の固定　c：両上肢を把持した誘導

まったく異なります．つまり，足底が地面に固定されていない状態，すなわち，**開放運動連鎖(OKC)では，前脛骨筋の作用は足部を持ち上げる(足関節を背屈する)はたらき**となります．しかし，立ち上がり動作など足底が地面に固定された状態，すなわち，**閉鎖運動連鎖(CKC)では，脛骨の前方傾斜を誘導するはたらき**となります．そして，脛骨の前方傾斜により足部は床面に強く押さえつけられ，床面の摩擦力は大きくなります．その結果，足部は前方へ滑りにくくなり，大腿四頭筋の力は発揮しやすくなります．

❹患者の状態に合わせて身体を把持・保持する箇所を工夫する(図 8-3)

　骨盤の前傾運動が不十分な患者であれば，理学療法士が両手で患者の骨盤を把持して，骨盤前傾運動を誘導するとよいでしょう．体幹の前傾自体が不十分であれば，両上肢，両肩甲帯などを把持してCOGを両足部支持基底面まで誘導するのもよいでしょう．また，前脛骨筋と大腿四頭筋の筋活動を促すのを目的とするのであれば，足部の固定力，すなわち，足部と床面の摩擦力を高めると効果的です．具体的には，実際に離臀の瞬間，理学療法士が徒手で患者の足背部を保持して，足部を床面に垂直に押しつけるように力を加えたり，患者の足部に重錘バンドなどを乗せたりすると立ち上がり動作は容易となります．

Q2 下肢関節疾患患者の歩行練習のコツを教えてください

A

❶ 初期接地に踵接地を意識させる
❷ 腕振りの大きさは,骨盤の回旋機能を反映することに留意する
❸ COG を適切に誘導する

❶ 初期接地に踵接地を意識させる(図 8-4, 5)

　初期接地から荷重応答期は両脚支持期であり,反対側下肢からの体重の受け渡しが行われるのが特徴の 1 つです(p.140〜141「NAVI data」データ 1).つまり荷重負荷が加速的に増大する力学的にきわめて重要な相といえます.そのため,1 歩行周期のなかで,この時期が股関節周囲筋群(大臀筋,中臀筋,大腿筋膜張筋など),膝関節周囲筋群(大腿四頭筋,ハムストリングなど)の筋活動が最も高まります.歩行時の下肢筋活動特性からみたとき,**当該時期は両脚支持期ですが,完全片脚支持期である立脚中期よりも高い筋活動が発揮されることを知っておきましょう**.

　さて,下肢関節疾患(変形性膝・股関節症など)の場合,支持性や筋力の低下などに加え,長年にわたる荷重時の疼痛を繰り返し経験することで,歩行パターンは正常から逸脱し逃避性跛行(全足底接地または,足趾から接地といった踵接地が十分行われない歩行)を呈する場合が少なくありません.二足歩行において足部は,唯一直接地面に接する部分であり,その**足部からの適切な情報入力は下肢の機能的運動連鎖の引き金的作用として重要**です.そのため,初期接地時における踵接地不良は,ロッカーファンクション(ヒールロッカー)の機能が発揮できないばかりでなく,隣接関節への運動および筋活動に影響を及ぼします.実際に,術後の股関節疾患患者を対象に,踵接地を意識させた歩行と意識させない歩行で股関節周囲筋群の筋活動を比較した研究では,踵接地を意識することで,有意に中臀筋と大臀筋の筋活動が高まりました(図 8-4).つまり,長年にわたる逃避跛行で正常から逸脱した歩行パターンがプログラムされている下肢関節疾患患者の歩行練習では,**単なる"歩行(walk)"ではなく,踵接地を意識させた適切な"歩行(gait)"動作の指導が重要**となります.

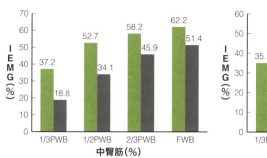
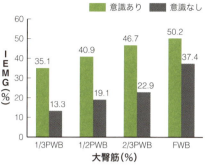

図 8-4 踵接地を意識した場合と意識しない場合の筋活動の違い
1/3 PWB(%)：松葉杖を使用した体重の 3 分の 1 部分荷重歩行
FWB(%)：T字杖を使用した全荷重歩行
積分筋電値(IEMG：integrated electromyogram)

(加藤 浩：術後股関節疾患患者に対する踵接地を意識させた歩行訓練が股関節外転筋活動に及ぼす影響—表面筋電図による積分筋電図及び wavelet 周波数解析．理学療法科学 27：479-483，2012 を元に作成)

ただし，人工股関節全置換術(THA)後などの歩行練習であれば，踵接地時の股関節への繰り返しの衝撃は，力学的に THA の弛みの一原因にもなるため，指導方法，時期も含め十分注意が必要です(図 8-5)．

❷腕振りの大きさは，骨盤の回旋機能を反映することに留意する

次は，歩行時の上肢の「腕の振り」に注目しましょう．下肢関節疾患患者の上肢の運動に着目すると，1 歩行周期における腕振りが健常者と比較して小さいことをしばしば経験します．この腕の振りの大きさは歩行速度と相関しますが，もう 1 つ重要な臨床的意義は，体幹の回旋運動とも相関することです．つまり，下肢関節疾患患者の歩行で，腕振りが小さい場合，体幹の回旋運動も小さいことを示しています．

体幹の回旋運動が小さくなるのは，主に 2 つの理由が考えられます．1 つ目は筋の過緊張の影響です．下肢関節疾患患者の場合，歩行時の体幹の筋緊張が健常者よりも高くなっている場合が多く，回旋運動が制限されていることが少なくありません．2 つ目は骨盤の回旋運動が小さいことです．**歩行時における骨盤の回旋運動は体幹の回旋運動と逆方向に生じます**(腕の振りは体幹の回旋方向と同方向に生じます)．つまり，骨盤の回旋運動が小さければ体幹の回旋

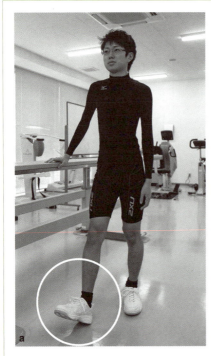
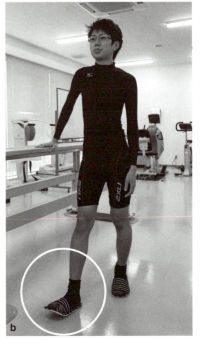

図 8-5　踵接地を意識させた歩行練習
a：衝撃吸収機能の高い靴を着用させて，踵接地を意識させた歩行(gait)練習
b：衝撃吸収機能の低い履物で，踵接地を意識させていない歩行(walk)練習

運動は小さくなり，逆に，体幹の回旋運動が小さければ骨盤の回旋運動も小さくなります．特に**股関節疾患患者の場合，股関節の回旋可動域の制限と回旋筋群の機能低下が特徴**であり，骨盤回旋運動が制限されていることが考えられます．このような場合，歩行練習の前に体幹筋群のストレッチングや，股関節回旋可動域の改善を実施すると，歩行時の腕振りの改善が期待されます．また，**体幹と骨盤の逆方向に生じる回旋運動は，歩行時の左右の回旋エネルギー（正確には角運動量）を相殺するので，歩様自体も安定するという利点**があります．注意しなければならないのは，患者に「腕を振って歩いてください」という指示をしても効果が小さいことです．あくまでも，**腕振りは骨盤回旋運動によってもたらされるものであり，腕振りだけを指導しても骨盤回旋運動の大き**

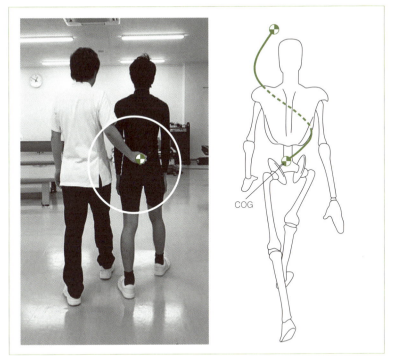

図8-6 COGの動きを誘導した歩行練習

な改善は期待できません.

❸ COGを適切に誘導する(図8-6)

　歩行練習に限らず,すべての動作練習で重要になるのがCOGの制御です.基本的に人が"動く"ということは,COGが移動するということです.COGは身体各部位の質量中心位置を合成したものであり,身体質量分布の中心です.つまり,身体で最も安定した位置と考えてよいでしょう.COGの位置は立位姿勢において骨盤内で第2仙骨(S2)のやや前方に位置するといわれています.理学療法士が,このCOGを効率よく誘導できれば,動作練習の効果は期待できます.

　では,具体的にどのようにCOGを誘導すればよいかを説明しましょう.そ

の前に，**人間は自身で COG の位置を感じることはできないということを知っておく必要があります．なぜなら，COG を感知する受容器が人間には備わっていないからです．**つまり，歩行練習などにおいて COG がどのように動いているかを，患者自身がイメージすることは難しいということです．そこで，理学療法士は患者の横に位置し患者の骨盤中央(S2)付近でベルトなどを軽く把持することで，**患者に触覚という体性感覚を通して自身の COG の位置を認知**させます．そして，理学療法士は歩行によって生じる三次元空間での COG 軌跡(上下方向，左右方向に，それぞれ約 4.5 cm，6 cm の正弦曲線)をイメージしながら COG の移動方向を誘導します．こうすることで，患者は理学療法士の手の位置とその移動方向(COG の位置とその移動方向)を歩行練習中に感じることができ，歩行時の適切な COG 制御を学習することが期待できます．

Q3 下肢関節疾患患者の歩行練習の際に痛みがある場合や，恐怖で荷重が十分にできない場合にはどのようにしたらよいでしょうか？

A
❶平行棒内で左右方向の COG 移動を練習する
❷平行棒内で前後方向の COG 移動を練習する
❸衝撃吸収機能の優れた靴やプールを利用する

❶平行棒内で左右方向の COG 移動を練習する（図 8-7）

　歩行時の痛みや荷重に対する恐怖心がある場合，歩行の前段階として，安静立位での左右方向への COG 移動練習から開始しましょう．具体的には，患者の恐怖心を極力軽減させるために平行棒内で行うのがよいでしょう．

　まず，第 1 段階として，患者に「足は肩幅程度で両足に均等になるよう体重をかけて真っ直ぐに立ってください．そして，このときの立位姿勢のイメージを覚えておいてください」と指示します．続けて患者の前に全身が映る鏡を準備し，「次は鏡に映った自身の姿勢を見ながら身体の正中線上におへそ（COG）が一致するように立ってみてください」と指示します．そして，この両条件での立位姿勢の立位感覚の違いを本人に確認してもらいます．**実際よりも COG が健側に若干偏位した立位姿勢を真っ直ぐ立っていると感じている場合が少なくありません**（図 8-7a〜c）．

　まずはこれを数回繰り返し，患者に左右対称な安静立位姿勢と，そのときの荷重感覚を確認させます．

　次に第 2 段階として，実際に COG を患側下肢の方向へ移動させて，患側下肢での荷重感覚の練習を行います．患者には「右下肢（左下肢）に少し体重を移動させてみてください」と指示します．このとき，下肢に痛みや恐怖心がある場合は，患者の両手（または指）を平行棒に添えて行わせるとよいでしょう．また，**荷重感覚をより可視化するために体重計の上で行うのもよいでしょう**（図 8-7d）．まずは，このように痛み（恐怖心）のない範囲で COG の移動練習を開始し，段階的に COG の移動距離を増やしていきます．十分に行えるようになれば，体重を患側に移動した状態から健側下肢をゆっくりと持ち上げて，片脚支持の立位姿勢まで進めます．この段階まで痛み（恐怖心）なく行えるようになれ

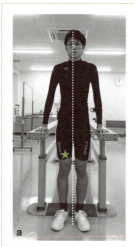
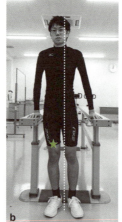
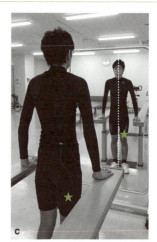
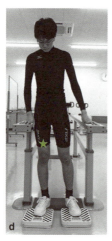
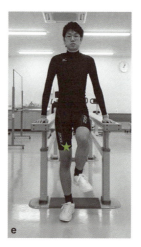

図 8-7 平行棒内での荷重コントロール
a：左右均等の立位姿勢をとっても若干，健側に体重が偏位している
b，c：鏡を利用した荷重コントロール
d：体重計を利用した荷重コントロール
e：その場で足踏み
★は患側を示す

ば，第3段階として，「その場でゆっくりと足踏みをしてください」と指示します(図8-7e)．

❷平行棒内で前後方向の COG 移動を練習する

　前項の左右方向と同様の方法で進めます．まず，第1段階として，患者に左右対称な安静立位姿勢をとらせます．そして，患側下肢を一歩前に出しCOGを患側下肢の方向へ移動させて，患側下肢での荷重感覚の練習を行います．このとき，下肢に痛みや恐怖心がある場合は，歩幅を小さくしたり，患者の両手(または指)を平行棒に添えて行わせたりするとよいでしょう．

　さらに，下肢を一歩前に出した際の下肢アライメントにも注意しましょう．正常歩行では，初期接地時における股関節は軽度外旋位で接地します．そのため，もし，患者の振り出した下肢アライメントが股関節中間位，もしくは，若干内旋位であればアライメントを修正しながら荷重練習を行います．もし外旋位に修正することで痛みや下肢の支持性低下による不安定感などが出るようであれば，それに対する評価と治療を並行して進める必要があります．

　正しい下肢アライメントでの荷重が十分に行えるようになれば，第2段階として，体重を患側に移動した状態から健側下肢を，ゆっくりと持ち上げて，片脚支持の立位姿勢まで進めます．この段階まで痛み(恐怖心)がなく行えるようになれば，第3段階として，平行棒内から出て必要に応じて杖などを使用しながらの歩行練習へと進めます．

❸衝撃吸収機能の優れた靴やプールを利用する(図8-5)

　多くの場合，痛みが生じるのは，初期接地時に床から受ける大きな衝撃力が一原因となっています．この衝撃力をできるだけ緩衝させるためには，衝撃吸収機能を備えた靴，あるいは，衝撃吸収素材の中敷きを挿入した靴を患者に使用させることです．衝撃吸収機能の低いスリッパなどの履物は避けるようにしましょう．また，プールなど浮力を利用した歩行練習が可能な場合は，これも併用するとよいでしょう．

Q4 デュシャンヌ歩行,トレンデレンブルク歩行が認められた場合は,どのような練習が効果的ですか?

A
❶ トレンデレンブルク歩行の場合は股関節外転筋群の筋力トレーニングを実施する
❷ デュシャンヌ歩行の場合は筋力トレーニングに加え,下半身重心を利用した左右方向への体重移動を練習する

❶ トレンデレンブルク歩行の場合は股関節外転筋群の筋力トレーニングを実施する

臨床ではさまざまな異常歩行に遭遇します(p.142~143「NAVI data」データ2).そのなかでもトレンデレンブルク歩行は,患側立脚期に健側の骨盤が患側より下がるもので(図8-8),主に股関節外転筋群の筋力低下により生じます.そのため治療戦略としては,股関節外転作用のある筋群(大臀筋上部,中臀筋,小臀筋,大腿筋膜張筋など)の筋張力発揮(筋活動発揮)のバランスを考慮しながら,股関節外転筋群の筋力トレーニングを実施します(図8-9).ただ,**徒手筋力テスト(MMT)で強い力が発揮できればよいというものではありません.筋力発揮のバランスが重要となります**.具体的方法としては,筋出力の制御が比較的容易な背臥位での単関節運動による筋力トレーニングから開始します.まず,理学療法士は患者を背臥位とし等尺性収縮での股関節外転運動を指示します.その際,理学療法士は触診により表層筋(大腿筋膜張筋,大臀筋上部,中臀筋)の収縮状態を確認します.もし収縮の弱い筋があれば,その筋を少し指で圧迫し,患者にその

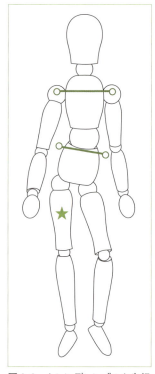

図8-8 トレンデレンブルク歩行
患側立脚期に健側の骨盤が下がる.★は患側を示す.

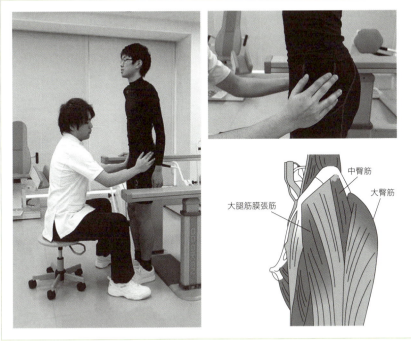

図 8-9 股関節外転筋群のバランスを考慮したトレーニング
母指は大腿筋膜張筋，第 2，3 指は中臀筋，第 4，5 指は大臀筋を触診し筋の収縮を確認しながらトレーニングを実施

筋（部位）を認知させます．そして，再度，患者にその筋（部位）を意識させた等尺性収縮での股関節外転運動を指示します．これを繰り返し実施します．

　股関節外転筋群の筋張力発揮のバランスがとれるようになれば，次は患者自身に同部位を触診させ，1 人でも行えるよう自主トレーニング指導を行います．次に平行棒内立位でのトレーニングへと段階的に進めていくとよいでしょう．

❷デュシャンヌ歩行の場合は筋力トレーニングに加え，下半身重心を利用した左右方向への体重移動を練習する

　デュシャンヌ歩行は患側立脚期に健側の骨盤が患側より下がるのを防ぐために体幹を患側に傾けるもので（図 8-10），股関節外転筋力の低下，もしくは，股関節の不安定性や疼痛回避のために生じます．トレンデレンブルク歩行の筋力トレーニ

ングに加え，疼痛(恐怖)に対するアプローチも参考にして，姿勢制御の視点から下半身重心を利用した左右方向への体重移動を練習させます(図 8-11).

まず，第1段階として，座位でのCOGの患側方向への移動練習から始めます．患者には，「両肩を結んだラインがベッドと平行になるよう意識しながら，右側(患側方向)へ体重を少し移動してみてください」と指示します．このとき，体重移動をスムーズに行えない場合，エアクッションを利用するとよいでしょう．また，体重移動により患側の肩が下がる場合は，患者の前に鏡を準備し，視覚によるフィードバックを利用して練習させるとよいでしょう．

次に第2段階として，平行棒内で立位姿勢をとらせます．患者には，「両肩のラインが床面と平行になるよう意識しながら，右側(患側方向)へ体重を移動してみてください」と指示します．このとき，体重移動がスムーズにいかない場合，バランスボードなどを利用するのもよいでしょう．また，体重移動により患側の肩が下がる場合(上部体幹を側屈させる場合)は，上半身重心の移動を利用した体重移動戦略となっています．**歩行動作において重要なのは体幹からの制御ではなく，下肢，骨盤からの制御です**．そのため，理学療法士による介入方法としては，患者のCOG付近(臍のやや下)に軽く手を触れながら，下肢，骨盤からのCOGの移動を適切に誘導します．このハンドリングにより患者は，下肢，骨盤によるCOGの移動感覚がきわめて意識しやすくなります．また，先ほどと同様に鏡を利用した視覚によるフィードバックを利用した練習も効果的です．

下肢，骨盤からの移動が十分に行えるようになれば，次は前項で示した股関節外転作用の筋張力発揮(筋活動発揮)のバランスを考慮したトレーニングへと進めていくとよいでしょう．

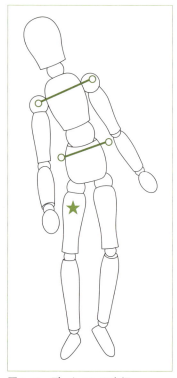

図 8-10　デュシャンヌ歩行
患側立脚期に健側の骨盤が下がる．
★は患側を示す．

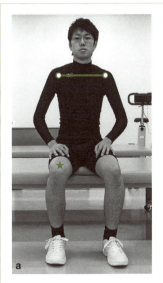
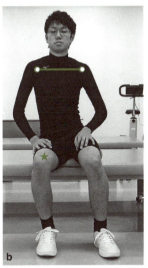
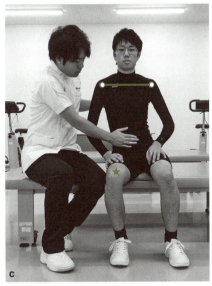
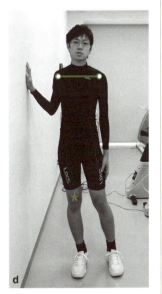

図 8-11　デュシャンヌ歩行に対するトレーニング
a：開始肢位
b：両肩のラインを床面と平行になるよう意識しながら患側方向へ体重移動
c：理学療法士が COG の移動方向を誘導
d：立位での体重移動
★は患側を示す

Q5 下肢関節疾患患者の動作練習は1日に何回，何日間行えば効果がありますか？

A
❶ まずは視覚情報による外在的フィードバック，次に体性感覚や固有感覚による内在的フィードバック，最終的に環境を変化させた練習と無意識下での練習を行う
❷ 回数は重要ではなく，まずは実際の動作と自身の運動・動作イメージの違いをしっかりと認知させることが重要

　下肢運動器障害は，外傷骨折のように急性発症する場合と，変形性関節症のように疼痛を主症状とし慢性進行性に時間をかけて病態が進行する場合があります．特に後者の場合，疼痛性跛行のような異常動作は足底からの正しい知覚情報を欠落させ，誤った運動制御(負の運動制御)プログラムの形成につながる場合があります．つまり，経時的，経年的に異常動作や代償運動を繰り返すことで，その誤った動作や運動が中枢神経系で再プログラミングされ，誤った運動学習(負の運動学習)をしている可能性があります．
　このように考えると，**変形性関節症のような慢性進行性疾患は，知覚-運動連関に内在する障害として捉えることもでき，適切な知覚情報を再入力(再学習)させる動作練習(運動学習)が必要**といえます．

❶ まずは視覚情報による外在的フィードバック，次に体性感覚や固有感覚による内在的フィードバック，最終的に環境を変化させた練習と無意識下での練習を行う

　下肢運動器疾患患者の動作練習法の方法として，筆者は運動学習の進め方を大きく次の3段階で実践しています．まず，第1段階としては，鏡やビデオ動画など視覚による情報を利用した外在的フィードバックを利用します．例えば，前項で示したような踵接地が不十分な場合の歩行練習であれば，患者自身の歩行動作を正面から撮影し，その歩容を視覚的にフィードバックさせます．そして，左右下肢の踵接地の瞬間の足底面の見え方を比較させます．踵接地が不十分なほうが，足底面の見え方が少なくなるはずです．患者自身は，踵接地をしているつもりでも，実際は不十分な場合が少なくありません．このように第1段階では，患者に実際の

動作と自身の運動・動作イメージの違いをしっかりと認知させることが重要です．

　次に第2段階としては，視覚情報に加え，患者自身の体性感覚や固有感覚による情報を利用した内在的フィードバックへと移行させます．そして，その正しい動作を意識(イメージ)させながら練習を行います．この段階では，理学療法士によるCOGの誘導(ハンドリング)も有効です．前項でも述べたように，人間には関節の位置や運動についての情報を提供する固有感覚や関節感覚は存在しますが，COGの情報を直接提供する感覚は存在しません．つまり，患者自身，COGの位置やその移動を実感することはできません．そのため片脚立位動作の練習であれば，鏡を利用し視覚のフィードバックを行いながら，理学療法士は，両手で患者のCOG付近に軽く指を触れて，患側下肢への体重移動をハンドリングするとよいでしょう．

　そして，第3段階としては，環境面を変化させた練習と無意識下での練習です．例えば，歩行動作であれば，リハビリテーション室以外に病棟や屋外での練習へと進めます．特に屋外での歩行は，路面環境がかなり異なるので十分注意して行う必要があります．また，立ち上がり動作であれば，座面の高さを変化させて行う場合もあります．そして，最終的に無意識下で行えるように意識下での練習量を適宜，減らしていきます．

❷回数は重要ではなく，まずは実際の動作と自身の運動・動作イメージの違いをしっかりと認知させることが重要

　脳卒中などのような感覚麻痺があるわけではないため，動作練習の効果はきわめて早く現れます．よく1日に何回すればよいのかという質問を受けますが，筆者はこれまでの臨床経験から，下肢運動器疾患患者の場合，回数が重要ではないと考えています．Q4の動作練習の進め方でも示したように，第1段階でいかに患者に実際の動作と自身の運動・動作イメージの違いをしっかりと認知させるかが重要です．この動作の違いはほとんどの患者が，1回の理学療法で気づくことが可能です．

　次の第2段階になると，練習の効果には差が出てきます．特に意識下で行うとできても，無意識下ではできていないという患者が多くいます．つまり，動作練習の直後は正しくできていても，翌日には元に戻っているというケースです．多くの場合，意識下であれば，年齢，疾患，動作の種類にもよりますが，1週間程度の理学療法である程度の効果は認められるようになります．ただし，動作練習時に痛み，筋力の低下，関節可動域の制限などがある場合は，まずこれら機能障害の改善を図らなければ，動作練習の効果はあまり期待できません．

Q6 歩行能力と身体活動量の関係について教えてください

❶一般的に身体活動量が多い人は，体力が高いとされる
❷歩行能力が高いからといって，身体活動量も高いとは限らない
❸身体活動量を高めるには，客観的な数値を提示した運動指導が大切

❶一般的に身体活動量が多い人は，体力が高いとされる

　まず，身体活動とは「骨格筋活動によるエネルギー消費の増加を伴う身体の状態」であり，日常生活における労働，家事，通勤・通学，趣味などの「生活活動」と，体力の維持・向上を目的として計画的・意図的に実施する「運動」の2つに分けられます．そして，身体活動量とは，身体活動を定量化したものであり，その示し方には，METs(身体活動の強度)×活動時間(kcal/kg)などがあります．これに関連した言葉で，体力(運動能力)があります．体力とは「身体活動を遂行する能力に関連する多面的な要素(潜在力)」の集合体です．具体的に，体力を構成する要素(身体機能的要素)としては，全身持久力，筋力，反応時間，バランス能力，スピード，柔軟性などがあります．一般的に身体活動量が多い人は，体力が高いとされています．

❷歩行能力が高いからといって，身体活動量も高いとは限らない

　しかし，変形性膝・股関節症に代表される下肢関節疾患患者の場合，必ずしも，歩行能力(身体機能的要素)が高いからといって，身体活動量も高いとは限りません．つまり，下肢関節疾患患者の身体活動量は，単純に関節機能のよしあしのみで決まるものではないということです．**身体活動は，各関節機能に加え，①運動(理学療法士が指導するホームエクササイズや余暇時間の散歩，スポーツなどの趣味など)や②生活活動(家事，就労上での活動など)，さらには③精神・心理的側面により大きく影響を受けます**．そのため理学療法士は，単に関節機能のみに目を向けた理学療法を実施するのでなく，患者の年齢，生活様式，家庭環境，社会参加状況まで幅広く情報収集し，患者一人ひとりのニー

ズに合わせた最適な運動指導と生活指導を行う必要があります．

❸身体活動量を高めるには，客観的な数値を提示した運動指導が大切

人工関節置換術を施行した患者の外来指導を例に説明しましょう．運動指導のポイントは，どの程度の運動強度，どの程度の身体運動量であれば，患者にとって痛みが生じず継続できる最適な運動なのかを知ることです．**ただやみくもに「しっかり歩きましょう」というような抽象的運動指導を行っていては，患者の不安感が解消されることはありません．客観的な数値などを提示した具体的運動指導が大切です．**

その簡便な方法の1つとして，歩数計をもたせて患者の1日のおおよその運動強度や身体活動量を把握することが挙げられます．最近の歩数計は歩数だけでなく運動強度も計測できる機能がついているものもあります．**健常者の基準値としては，平成24年度国民健康・栄養調査では全国平均（50〜59歳）で，約7,000歩/日と報告**されている[1]ので，これを1つの目安にするのもよいでしょう．

また，生活指導であれば，就労上の活動はデスクワーク中心の仕事か，あるいは，関節に過度な荷重負荷のかかる肉体労働の仕事か，専業主婦であれば，年代によっては両親の看病や介護，あるいは孫の世話など，患者を取り巻く家庭環境，社会環境はさまざまであるため，十分な聞き取り調査をして具体的な生活指導を行いましょう．さらに，精神・心理的側面への配慮も忘れてはなりません．

■まとめ

下肢運動器疾患の起居・移動動作の練習方法について紹介しました．例えば手術治療後の下肢運動器疾患の理学療法としては，その回復過程（急性期，回復期，生活期）で，それぞれ実践する理学療法は異なってきます．どの時期に何をめざした理学療法をするのかを常に考えなければなりません．Q1〜5は，主に回復期の理学療法，Q6は生活期（在宅）の理学療法を意識してまとめてみました．

最後に，これだけは若い理学療法士の皆さんには，知っておいてほしいことがあります．近年，加速的リハビリテーションという言葉をよく耳にします．しかし，**私たち理学療法士の仕事は入院期間を短縮させることが最大の目的で**

はありません．自宅復帰後，長期にわたり，患者の ADL と健康関連 QOL の両者をいかに高いレベルで維持させられるかが最大の目標であり使命です．病院のリハビリテーション室で起居・移動動作がうまく「できるか，できないか」も重要ですが，その患者が退院後，生活のなかでその動作を「使えるのか，使えているのか」が最も重要です．そのために，今，何をすべきかを常に考えることのできる理学療法士であってほしいと思います．

文献

1) http://www.mhlw.go.jp/bunya/kenkou/eiyou/dl/h24-houkoku.pdf（最終閲覧日 2016 年 1 月 11 日）

推奨文献

1) 石井慎一郎：動作分析臨床活用講座　バイオメカニクスに基づく臨床推論の実践．メジカルビュー社，2014〈COG の考え方や，立ち上がり動作，歩行動作などのメカニズムについて述べられています〉
2) 大平高正：バイオメカニクスの視点からみた大腿骨頸部骨折の理学療法．嶋田智明，他（編）：実践 MOOK・理学療法プラクティス　大腿骨頸部骨折　何を考え，どう対処するか，pp 166-173，文光堂，2009〈立ち上がり動作時の離臀の瞬間の床反力や筋活動特性について述べられています〉
3) 加藤　浩：術後股関節疾患患者に対する踵接地を意識させた歩行訓練が股関節外転筋活動に及ぼす影響─表面筋電図による積分筋電図及び wavelet 周波数解析─．理学療法科学 27：479-483，2012〈股関節疾患患者を対象に踵接地を意識させた歩行が股関節中臀筋，大臀筋に及ぼす効果について述べています〉
4) 加藤　浩，他：動画でみる変形性関節症患者の臨床動作分析．理学療法 24：1060-1070，2007〈トレンデレンブルグ跛行とデュシャンヌ跛行の特徴について述べています〉
5) 加藤　浩，奥村晃司：変形性股関節症の理学療法における運動制御・学習理論の応用．理学療法 26：835-848，2009〈運動制御・学習理論の視点から COG の移動感覚の学習方法について述べています〉
6) 谷　浩明：運動学習に効果的な練習方法とは何か─理論に基づく介入方法─．理学療法 22：982-988，2005〈運動学習の基本的考え方と段階的介入戦略について述べています〉
7) 加藤　浩，奥村晃司：変形性関節症患者の身体活動の意義およびその取り組みの実際と効果．理学療法 32：113-121，2015〈股関節疾患患者の身体運動機能と身体活動の関連性について述べています〉
8) 塚本芳久：運動の生物学．pp 83-107，協同医書出版社，2001〈運動器障害を知覚システムの病態として捉えることについて述べています〉
9) 加藤　浩：変形性関節症に対する評価の進め方．細田多恵，他（編）：理学療法ハンドブック改訂（第 4 版）第 1 巻理学療法の基礎と評価，pp 981-1004，協同医書出版社，2010〈筋機能の三要素（筋出力の制御方法）について述べています〉

9

有酸素運動のQ&A

田屋雅信

NAVI data
これだけは

このページでは本章で扱うトピックスの基本的事項についてまとめます．

有酸素運動を行う前に確認する

　有酸素運動を安全かつ効果的に行うことが求められる疾患の中心は，心大血管疾患です．血管疾患の再発予防という観点からは，軽度の後遺症を有する脳卒中も適応となります．データに挙げた禁忌や，各種疾患の中止基準［日本循環器学会(編)：心血管疾患におけるリハビリテーションに関するガイドライン（2012年改訂版）http://www.j-circ.or.jp/guideline/index.pdf/JCS2012_nohara_h.pdf に詳しい］を把握しておくようにしましょう．

■ 運動負荷をかけてもよいかどうかを確認しよう

データ　運動療法の禁忌

(A) 運動負荷試験と運動療法の禁忌
　①急性冠症候群の初期
　②未治療の致死性不整脈
　③急性心不全(血糖動態が不安定な発症初期)
　④コントロールされていない高血圧症
　⑤高度房室ブロック
　⑥急性心筋症と急性心膜炎
　⑦症状のある人動脈弁狭窄症
　⑧重症な閉塞性肥大型心筋症
　⑨急性全身性疾患
　⑩心内血栓

(B) 運動療法の禁忌
　①運動耐容能の低下，または最近3～5日間の安静時呼吸困難感
　②低強度運動(＜2 METs，＜50 W)中の有意な虚血
　③コントロールされていない糖尿病
　④最近の塞栓症
　⑤血栓性静脈炎，新規の心房細動，心房粗動

(C) 運動療法によるリスクが高い
　①最近1～3日間で1.8 kg以上の体重増加
　②同時，連続または断続的なドブタミン療法
　③運動中の収縮期血圧の低下
　④NYHA*分類　クラスIV
　⑤安静時または努力性労作で出現する複雑な心室性不整脈
　⑥安静臥位での心拍数が100 bpm以上
　⑦既存の併存疾患による運動耐容能の制限

［欧州心臓病学会(European Society of Cardiology：ESC)の心不全ガイドライン，2011より作成］

＊NYHA：New York Heart Association

Q1 有酸素運動を行う際の注意点を教えてください．ただ自転車に乗せるだけではダメですか？

A
❶ 患者の状態に合った有酸素運動の種目を選ぼう
❷ 機器の設定を考えよう

❶ 患者の状態に合った有酸素運動の種目を選ぼう

　有酸素運動を行う際に用いられる機器は，自転車エルゴメータ，トレッドミルが一般的です．なかでも自転車エルゴメータは，ほとんどの施設にあるのではないかと思います．自転車エルゴメータは，アップライト型とリカンベント型の大きく2種類に分けられます(図9-1)．まずは，どちらの型で行うかを決めます．アップライト型の特徴は，サドルを中心にまたぐ動作が必要となることから，転倒リスクの高い症例や高齢者には不向きです．また，下肢を下垂してこぐので，より下肢末梢に血流が増加し，血圧が低下する可能性があります．数十分から1時間程度の長時間の運動では，有酸素運動による血管拡張作用が原因で運動後の血圧が低下してしまうことがあります．運動後のめまいなどの症状に注意しましょう．特に慢性心不全のように血圧が低めに管理されている(あるいはいつもより血圧が低めになっている)症例で注意が必要です．以

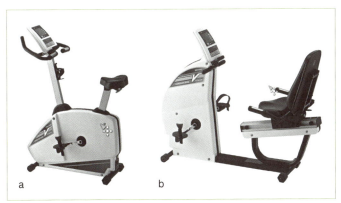

図9-1　自転車エルゴメータ
アップライト型(a，セノー社製アップライト：V67i)とリカンベント型(b，セノー社製リカンベント：V67Ri)

上のような場合には，リカンベント型を選択するほうがよいでしょう．ちなみにウォーキングでは下腿三頭筋の筋活動が多いため，筋ポンプ作用がはたらきやすく，症状が出現するほどの血圧低下を認めない傾向があります．

トレッドミルを積極的に使用するのは，間欠性跛行を呈する閉塞性動脈硬化症などの末梢動脈疾患(PAD)の場合が考えられます．ただし，トレッドミルは動く歩道を逆走するような歩行様式ですので，通常の歩行とはバランスのとり方や運動のしやすさが異なります．導入当初は歩きづらいことで酸素消費量が増加し，疲労感が強く出ます．転倒のリスクだけでなく運動に対する患者の拒否感につながるので注意しましょう．その場合は，自転車エルゴメータから導入しても問題ないでしょう．トレッドミルは，若年者や自転車エルゴメータ運動では物足りなくなってきたなど，運動耐容能が比較的保持されている症例に導入したほうがよいと思います．

❷機器の設定を考えよう

自転車エルゴメータにただ乗せればよい，というのではいけません．**目的に応じた機器の選択や設定**が重要です．運動強度を考える前に，サドルの高さと姿勢を考えましょう．

推奨されているサドルの高さは，ペダルを踏む片側下肢が遠位に到達したときに膝関節が軽度屈曲していることです(図9-2)．心肺運動負荷試験(CPX)でも同様の設定で行われています．この設定では，膝関節，股関節の屈曲可動域

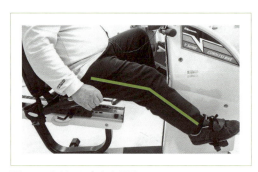

図9-2　サドルの高さや位置
ペダルが一番遠いときに，膝が軽度屈曲していることが望ましい

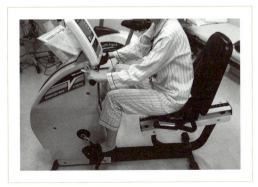

図9-3 背もたれ補助を用いないリカンベント型エルゴメータ運動の方法

が最も少ない範囲でこげるので，特に関節可動域軽度屈曲制限を有する運動器疾患合併症例にも対応できます．

　リカンベント型とアップライト型の大きな違いは，背もたれの有無による姿勢にあります．背もたれの有無による体幹・下肢筋活動を検討した報告では，**リカンベント型で腹直筋と外腹斜筋の筋活動が有意に低く，さらには大腿直筋の活動も低い**ことが認められました．前項で述べたエルゴメータの選択項目以外に，体幹の変形や腰痛の有無，筋力低下の有無の評価が必要であるということです．体幹が変形している場合や腰痛を有している場合に，体幹の筋活動の抑制などで比較的楽にこげるようになります．一方で，**アップライト型は体幹筋群で支持しながら下肢の筋活動も増加**するので，下肢をトレーニングする場合には積極的に選択するべきであると考えます．筆者は，アップライト型を使用したCPXから得られた運動処方でリカンベント型を選択して行った場合に，患者から軽く感じるという訴えを聞き，至適運動強度が乖離していることを経験しました．このことにより，リカンベント型のほうがアップライト型よりも必要な下肢筋活動が少ないことが影響しているのではないかと推測しました．このような場合，アップライト型で行う，またはリカンベント型でも前方の手すりにつかまってもらい，背もたれから体幹を離してペダルをこぐようなトレーニング様式を採用しています(図9-3)．

　ペダルをこぐ回転数は60回転/分を推奨していますが，筋持久力よりも筋パ

ワー(筋力×収縮速度)の改善を目的とするのであれば，回転数をより増やしてこぐこともよいでしょう．どちらにしても，運動強度(watts)＝ペダルの重さ(トルク)×回転数，ですので，**運動強度が一定であれば回転数を増やすと重さが軽くなり，回転数を落とすと重さが重くなること**は知っておくべきです．

Q2 嫌気性代謝閾値(AT)以上の運動は，何が問題なのでしょうか？

❶ AT以上の運動は，交感神経活性が亢進する
❷ AT以上の運動は，乳酸産生が亢進する
❸ 心不全はATレベルの運動でも注意

❶ AT以上の運動は，交感神経活性が亢進する

CPXでは漸増負荷がATに至るまでに副交感神経活性が低下し，**ATを超えるころから交感神経が活性化**していきます．交感神経活性が亢進すると，①血圧・心拍数の増加(二重積の増加，すなわち心筋酸素消費量の増加)，②血小板活性化(血小板血栓の発生)，③血球成分の脾臓・肝臓などから血管内への移動，④脱水(血液粘度の上昇)が生じることで虚血性心疾患(狭心症，急性冠症候群)の発症を誘発する可能性があります．また，交感神経活性により不整脈を誘発することも考えられます．

ただし，AT以上の運動は1分程度の短時間であれば，骨格筋内のアデノシン三リン酸(ATP)，クレアチンリン酸，グルコースなどのエネルギー供給で行うことができます．ATを超えていてもその後に快適な強度に下げたり休息をはさんだりすれば問題はないのですが，持続的にそれ以上の時間を行うことは，運動療法中の心事故や運動療法後の夜間帯または翌日に心イベントを起こしてしまうリスクがあるので注意が必要です．

❷ AT以上の運動は，乳酸産生が亢進する

嫌気性代謝が亢進すると血中の乳酸産生が持続的に増加します．乳酸産生の増加は，代謝性アシドーシスへと傾くため，代償的に換気が亢進します．**運動中に会話が途切れる程度の呼吸数増加，換気亢進が認められるようであれば，ATを超えて呼吸性代償開始点(RC point)にさしかかっている**と判断します．

❸ 心不全はATレベルの運動でも注意

心不全患者は運動時に肺動脈楔入圧(PAWP)が上昇しやすくなります．運動耐容能からみた心機能障害分類(Weber分類)別の運動強度とPAWPの関係で

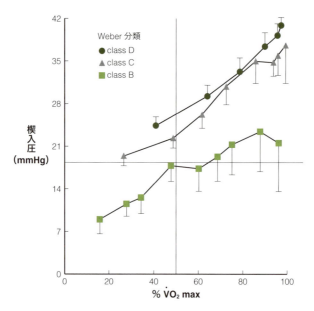

図 9-4　運動強度と肺動脈楔入圧
運動耐容能が低い(重症である)ほど運動中に容易に PAWP が上昇する．class C, D では AT レベル(50〜60% VO_2 max)でも肺うっ血へと移行する PAWP 18 以上になってしまっている．
(Weber KT, et al：Oxygen Utilization and Ventilation During Exercise in Patients with Chronic Cardiac Failure. Circulation 65：1213-1323, 1982 より引用改変)

は，Class D($\dot{V}O_2$ max＜10 mL/kg/min)，Class C($\dot{V}O_2$ max：10〜16 mL/kg/min)において，50〜60% $\dot{V}O_2$ max(≒AT)の運動で PAWP が 18 mmHg を超えていることが報告されています(図9-4)．PAWP が上昇することで肺うっ血が誘発されるので，**心不全が重症であればあるほど AT 未満かつ軽度の運動が推奨される**ということです．

Q3 呼気ガス分析をしないと有酸素運動はできませんか？

A いいえ，定常状態を理解することで有酸素運動はできます

AT 以下の運動強度で運動を行うと，約 3 分後に定常状態に移行します．定常状態とは，$\dot{V}O_2$ が一定となることです（図 9-5）．Fick の原理より，$\dot{V}O_2 =$ CO（心拍出量）×動静脈酸素含量較差となります．定常状態であれば，大気中より摂取した酸素量と体内で消費した酸素量は同じですので，動静脈酸素含量は一定となります．CO＝SV（1 回拍出量）×HR（心拍数）ですので，運動中に HR が一定となることが定常状態であると判断できます．

ただし，心疾患でカルベジロール（アーチスト®）などの α，β 遮断薬を使用しているときは，運動中の HR 上昇が抑制されているので，自覚的運動強度（Borg scale など）を評価することで判断できます．β 遮断薬がほぼ全症例で投薬されている心不全では，簡易的な運動処方を安静時 HR＋20 bpm，とすることもあります．Borg scale で 13（ややきつい）程度の運動が有酸素運動であると考えられています．また，Borg scale で判断しにくいときは，**運動中に会話が途切れない程度の強度であれば有酸素運動である**と考えてよいでしょう．これをトークテストとよびます．

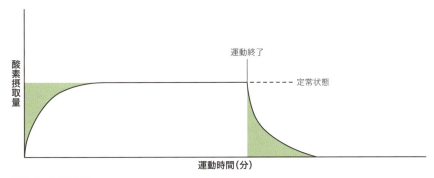

図 9-5 定常状態
AT 以下の運動は数分で酸素摂取量が一定となる

Q4 有酸素運動はどのくらい行えば効果がありますか？

A
❶まず，有酸素運動の目的を明確にしよう
❷ガイドラインを参考に処方を考えよう

❶まず，有酸素運動の目的を明確にしよう

有酸素運動の効果を表9-1に示します．**有酸素運動の効果を理解したうえで，患者に目的を説明しましょう**．善玉コレステロール（HDL-C）を増加させたい場合には，食事だけでは不十分で有酸素運動を行うことが必須であることを説明します．また，減量を達成するにはレジスタンストレーニングを併用することで基礎代謝量を増加させ，有酸素運動の効果が効率よく得られることを説明してもよいでしょう．有酸素運動の目的を明確にして推奨することが，有酸素運動の遵守率を高めることにもつながります．

ちなみに末梢動脈疾患（PAD）患者では，トレッドミル歩行によって下腿三頭筋を活動させることによる，下肢骨格筋の側副血流の増加，一酸化窒素依存性血管拡張反応の改善，ミトコンドリアのエネルギー産生の改善などが報告されています．運動の種目についても個々に処方していきましょう．

❷ガイドラインを参考に処方を考えよう

運動処方は，日本循環器学会を中心にまとめられた「心血管疾患におけるリハビリテーション」を参考にしましょう．運動療法はエビデンスレベル B に位置づけられています．表9-2に心不全の運動処方を示しました．虚血性心疾患等でも大きく変わらない処方です．心不全は原疾患によって重症度の幅が広いため，細かく設定されています．加えて虚血性心疾患患者では，虚血所見（虚血性の ST 変化，不整脈，血圧上昇不良・低下）が出現する 80％程度を上限としています．

高齢者であれば同様の強度，時間で行えない場合も多いため，時間を分けて行ってもよいでしょう．例えば推奨されている 30 分程度の運動は，10 分×3 回でも同様の効果を得ることができるので，連続で運動することにこだわらなくてもよいです．

表 9-1　有酸素運動の効果（レジスタンストレーニングとの比較）

機能	有酸素運動	レジスタンストレーニング
体組成		
体脂肪量	↓↓	↓
骨格筋量	⇔	↑↑
骨ミネラル密度	↑↑	↑↑
骨格筋力	⇔↑	↑↑↑
糖代謝		
インスリン反応	↓↓	↓↓
インスリンレベル	↓	↓
インスリン感受性	↑↑	↑↑
血清脂質		
HDL-C	↑⇔	↑⇔
LDL-C	↓⇔	↓⇔
中性脂肪	↓↓	↓⇔
心血管動態		
安静時心拍数	↓↓	⇔
1回拍出量	↑↑	⇔
安静時心拍出量	⇔	⇔
最大心拍出量	↑↑	⇔
安静時血圧		
収縮期	↓⇔	⇔
拡張期	↓⇔	⇔
最大酸素摂取量（運動耐容能）	↑↑↑	↑⇔
基礎代謝	↑⇔	↑
健康関連 QOL	↑⇔	↑⇔

↑：増加・改善　↓：減少・低下　⇔：不変

［米国心臓協会（American Heart Association：AHA）のステートメント，2007 より作成］

　PAD 患者は間欠性跛行の症状が出現する強度や時間まで行うことが推奨されていますが，血管疾患であるためほかの心血管疾患（狭心症など）を合併していれば，むやみに強度を上げることなくそちらに準じて行うほうがよいでしょう．

　有酸素運動は 12 週間以上継続することでより効果が得られるとされています．また，150 日間の保険診療算定日数上限を超えた維持期においても，有酸素運動を自己管理で行えるよう指導しましょう．

表 9-2 心不全の運動療法における運動処方

運動の種類	・歩行(初期は屋内監視下),自転車エルゴメータ,軽いエアロビクス体操,低強度レジスタンス運動 ・心不全患者には,ジョギング,水泳,激しいエアロビクスダンスは推奨されない
運動強度	【開始初期】 ・屋内歩行 50〜80 m/分×5〜10 分間または自転車エルゴメータ 10〜20 W×5〜10 分間程度から開始する ・自覚症状や身体所見をめやすにして 1 か月程度をかけて時間と強度を徐々に増量する ・簡便法として,安静時 HR+30 bpm(β 遮断薬投与例では安静時 HR+20 bpm)を目標 HR とする方法もある 【安定期到達目標】 a) 最高酸素摂取量(peak$\dot{V}O_2$)の 40〜60%のレベルまたは嫌気性代謝閾値(AT)レベルの HR b) 心拍数予備能(HR reserve)の 30〜50%,または最大 HR の 50〜70% 　・Karvonen の式([最高 HR－安静時 HR]×k＋安静時 HR)において,軽症(NYHA Ⅰ〜Ⅱ)では k＝0.4〜0.5,中等症〜重症(NYHA Ⅲ)では k＝0.3〜0.4 c) Borg 指数 11〜13(自覚的運動強度「楽である〜ややつらい」)のレベル
運動時間	・1 回 5〜10 分×1 日 2 回程度から開始,1 日 30〜60 分(1 回 20〜30 分×1 日 2 回)まで徐々に増加させる
頻度	・週 3〜5 回(重症例では週 3 回,軽症例では週 5 回程度まで増加させてもよい) ・週 2〜3 回程度,低強度レジスタンス運動を併用してもよい
注意事項	・開始初期 1 か月間は特に低強度とし,心不全の増悪に注意する ・原則として開始初期は監視型,安定期では監視型と非監視型(在宅運動療法)との併用とする ・経過中は,常に自覚症状,体重,血中 BNP の変化に留意する

[日本循環器学会,循環器病の診断と治療に関するガイドライン(2011 年度合同研究班報告),心血管疾患におけるリハビリテーションに関するガイドライン(2012 年改訂版),p 70 より転載　http://www.j-circ.or.jp/guideline/pdf/JCS2012_nohara_h.pdf(2016 年 7 月閲覧)]

Q5 有酸素運動の行いすぎ，行われなすぎはどのように判断すればよいでしょうか？

❶ フィジカルアセスメントを行おう
❷ 定期的な評価を行って運動処方を変更していこう

❶ フィジカルアセスメントを行おう

　有酸素運動は理論上，長時間の運動が可能であるといわれていますが，有酸素運動のやりすぎで注意しなければならないのは発汗による脱水です．**脱水に伴って血液粘度の上昇，循環血液量の低下による HR 上昇が生じる**ので注意が必要です．

　特に有酸素運動のやりすぎで注意を要するのが心不全です．前述したように，AT レベルでも PAWP が容易に上昇してしまうためです．また，有酸素運動は血管拡張効果という正の効果がありますが，心不全では長時間の運動で血圧が低下しすぎてしまうことが懸念されます．運動中であれば，「心血管疾患におけるリハビリテーションのガイドライン」や，ESC の心不全ガイドライン（p.166「NAVI data」データ）を参照しましょう．心不全患者は運動中や運動後（運動した日の夜間，翌日）に表 9-3，4 のような状態になっていないかどうかを確認しながら行いましょう．

表 9-3　有酸素運動中の注意点

状況	意義
著明な息切れまたは倦怠感	心拍出量低下あるいは PAWP 上昇
運動中の呼吸数が 40 回以上	PAWP 上昇
$SpO_2 < 91\%$	PAWP 上昇
Ⅲ音または肺ラ音の出現	PAWP 上昇，肺うっ血出現
頸静脈の怒張または拍動	肺高血圧
心拍数上昇（110 bpm 以上）	心拍出量低下
脈圧減少（10 mmHg 未満）	心拍出量低下
上室性あるいは心室性期外収縮増加	心負荷，心筋虚血出現
発汗，激しいめまい，顔面蒼白あるいは意識混濁	心拍出量低下，脱水
進行性に増強する胸痛	心筋虚血，心内圧上昇

表 9-4　有酸素運動の進行基準

状態
・体重増加(浮腫も含む)：1週間で 2 kg 以上の増加がない
・運動を行ったその日の利尿減少や翌日の体重増加，夜間の息切れ感の出現がない
・BNP の増加：前回より 100 pg/mL 以上の増加がない
・SpO_2＜91％
・機械的循環補助装置がついていない
・静注強心薬による薬物治療：塩酸ドブタミン，塩酸ドパミン用量の増加がない
・腎機能の悪化：クレアチニン；Cr＞2.5 mg/dL ではない
・運動時の血圧低下：収縮期血圧 80 mmHg 未満にならない
・安静時の心拍数：100 bpm 以上にならない
・運動時の心拍数：120 bpm 以上にならない
・四肢の冷感が悪化してない
・安静時息切れの増悪なし

(東大病院心臓リハビリテーションの基準より作成)

　また，有酸素運動をやりすぎると，骨格筋が損傷してしまうこともあります．特に有酸素運動導入開始後の筋肉痛の有無やクレアチンキナーゼ(CK)値の上昇の有無を評価しましょう．CK 値の上昇は横紋筋融解症を副作用(0.1％)に有する HMG-CoA 還元酵素阻害薬(スタチン系製剤)の内服でも生じることがまれにあるので注意しましょう．

❷定期的な評価を行って運動処方を変更していこう

　数か月に 1 回は CPX を行い運動耐容能の再評価，運動強度の再処方を行いましょう．また，血圧や冠危険因子(血糖，コレステロールなど)，体脂肪などの体組成を評価することも重要です．食事制限の程度にもよりますが，有酸素運動をやらなすぎの場合には，各指標が変動しないため，定期的な評価を行いましょう．やらなすぎの評価は有酸素運動時間やウォーキングであれば活動歩数で評価することができます．厚生労働省の指針では目標歩数は 1 日 1 万歩と提唱されており，達成目標として設定することもよいでしょう．おおよそ 1,000 歩が 10 分程度の歩行といわれており，1 日 2,000 歩増やすことで心血管リスクを減らすことも報告されています．**具体的な目標設定を心がけましょう．**

Q6 機器を使った運動中にわかる症候は何ですか？

A
❶エルゴメータ運動中の HR トレンドから心房細動がわかる
❷HR センサーによる脈波の確認で不整脈を予測する

❶エルゴメータ運動中の HR トレンドから心房細動がわかる

　エルゴメータ運動中はイヤーセンサーなどを使用することで HR のトレンドをみることができます．有酸素運動であれば運動開始後約 3 分で定常状態になるので，HR が一定となります．**運動が強すぎると HR は上昇していくので HR の測定値だけでなくトレンドも確認**しましょう．HR トレンドが乱れている場合，心房細動が考えられます(図 9-6)．新規に発生した心房細動は運動の中止基準となりますので，その際は脈診や心電図モニターを併用して対応しましょう．

❷HR センサーによる脈波の確認で不整脈を予測する

　イヤーセンサーなどの HR センサーによって**いつもは脈波を検出できているのに，ある日の運動時に検出されないときがあったら，すぐに脈診を開始し脈の欠滞や不整を確認**しましょう．脈の欠滞や不整が確認されたら，期外収縮や

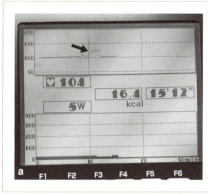 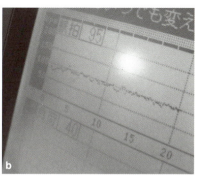

図 9-6　エルゴメータ運動の HR トレンド
a：運動中に心房細動，HR 上昇（矢印）を認めた症例
b：運動中の脈が乱れている慢性心房細動の症例

心房細動の可能性があるので，心電図モニターを確認するか装着するよう対処することが重要です．筆者は，トレッドミルの運動中にHRセンサーがいつもと違って反応しないことを患者が訴えてきた後，上記のように対処していた最中に心室頻拍に移行した症例を経験しました．**いつもと違う点を確実に評価**し，対処することで心事故を防ぐようにリスクマネジメントしましょう．

■まとめ

　機器を使用した有酸素運動は，「ただ自転車に乗せているだけ」と揶揄されることがあります．確かに目的を明確にせず，ただ漠然と数十分の運動を行わせているだけではそういわれてしまっても仕方がないと思います．ガイドラインを遵守することは重要ですが，基準となる数値だけを遵守するだけでは理学療法士の業務として専門性を発揮できないと思います．

　有酸素運動の目的を明確にしたうえで運動内容や機器を選択しましょう．また，患者にも目的やリスクを説明し，目標を共有することが重要です．

推奨文献

1) 日本循環器学会：循環器病の診断と治療に関するガイドライン（2011年度合同研究班）心血管疾患におけるリハビリテーションに関するガイドライン（2012改訂版）〈心血管疾患にとって基本となるガイドラインです〉
2) 谷口興一，伊藤春樹（編）：心肺運動負荷テストと運動療法．南江堂，2004〈運動負荷試験を解釈するうえで必要な運動生理学を学ぶことができます〉

10

運動療法の目標設定をしてみよう

森尾裕志・中尾陽光

NAVI data
これだけは

このページでは本章で扱うトピックスの基本的事項についてまとめます．

対象者のレベルに合わせた目標設定をしてみよう

運動療法効果を最大限に発揮するためには，目標とする動作の明確化と，対象者への動機づけが重要になります．失敗させることをできるだけ避け，レベルに合わせた目標設定を提示してください．

■ サルコペニアの診断には，握力の測定が有効
データ1　サルコペニアの診断アルゴリズム

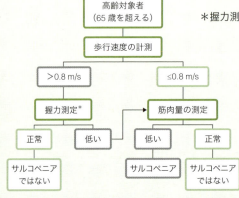

＊握力測定：欧米人男性 30 kg/女性 20 kg，アジア人男性 26 kg/女性 18 kg を基準とする．

[厚生労働省科学研究助成金（長寿科学総合研究事業）高齢者における加齢性筋肉減弱減少（サルコペニア）に関する予防策確立のための包括的研究より引用・改変]

■ 握力の平均値を押さえておこう
データ2　日本における握力の平均値

年齢	握力 (kg)			
	男性		女性	
	平均値	標準偏差	平均値	標準偏差
20〜24	46.46	7.32	28.24	4.60
25〜29	47.26	7.35	28.15	4.66
30〜34	47.36	7.25	28.73	4.61
35〜39	47.64	6.95	28.97	4.47
40〜44	47.23	6.83	29.12	4.58
45〜49	46.62	6.28	29.21	4.68
50〜54	46.31	6.29	28.04	4.42
55〜59	44.90	5.90	27.51	4.18
60〜64	42.87	6.42	26.01	4.13
65〜69	39.77	5.67	24.72	4.15
70〜74	37.46	5.71	23.75	4.00
75〜79	35.02	5.68	22.34	3.93

(文部科学省「平成26年度体力・運動能力調査」結果 http://www.e-stat.go.jp/SG1/estat/List.do?bid=000001054955&cycode=0 より引用・改変)

■ 歩行や立ち上がり動作，階段昇降能力と密接な関係がある
データ 3　健常者の等尺性膝伸展筋力の平均値

対象者	年齢	結果			
		男性(名)／女性(名)	等尺性膝伸展筋力値(kgf)	等尺性膝伸展筋力体重比[*1](kgf/kg)	等尺性膝伸展トルク体重比[*2](N・m/kg)
健常者	20歳台	50	60.4±8.1	0.96±0.13	2.82±0.38
		50	37.1±8.9	0.74±0.14	2.18±0.41
	30歳台	41	56.1±12.7	0.84±0.14	2.47±0.41
		44	33.4±6.8	0.65±0.12	1.91±0.35
	40歳台	40	49.4±10.0	0.78±0.12	2.29±0.35
		42	33.3±5.7	0.63±0.12	1.85±0.35
	50歳台	41	50.8±8.7	0.76±0.16	2.23±0.47
		44	30.2±5.6	0.59±0.12	1.73±0.35
	60歳台	58	40.0±8.5	0.64±0.12	1.88±0.35
		56	26.2±5.6	0.50±0.10	1.47±0.29
	70歳台	33	31.3±6.0	0.56±0.09	1.65±0.26
		54	23.2±6.1	0.46±0.10	1.35±0.29
	80歳台	21	24.7±4.7	0.49±0.06	1.44±0.18
		36	18.8±3.2	0.39±0.05	1.15±0.15

[*1]　等尺性膝伸展筋力を体重(kg)で除した値
[*2]　下腿長を30cmとした場合の等尺性膝伸展筋力体重比から換算したトルク体重比
方法：20〜80歳台の健常者の等尺性膝伸展筋力(kgf)を徒手筋力測定器を用いて測定
(平澤有里，他：健常者の等尺性膝伸展筋力．PTジャーナル 38：330-333, 2004 より引用・改変)

■ 生活様式の転換を提案することもある
データ 4　ADLに必要な下肢関節可動域

動作	必要な角度
椅子座位	膝関節屈曲93°，内旋20°，内反15°
靴下の着脱	膝関節屈曲106°，内旋20°，内反18°
	股関節屈曲83.5±10.4°，外転27.7±10.1°，外旋33.3±9.6°
正座	足関節底屈50°
しゃがみ込み	股関節屈曲105°，外転10°，内旋4°
和式トイレ位	股関節屈曲110°，外転19°，内旋19°
平地歩行	股関節屈曲30°〜伸展20°
	膝関節屈曲0°〜65°
	足関節背屈15°〜底屈15°

「田中彩乃：関節可動域(ROM)．理学療法スタートライン　はじめての臨床脳血管障害(新田　収，八木麻衣子，大谷　健　編)．p.81, 2010, 南江堂」より許諾を得て転載．

Q1 目標設定における思考プロセスを教えてください

A
- ❶ 運動療法の動機づけのために段階的な目標設定を行おう
- ❷ 応用行動分析学的アプローチを利用しよう
- ❸ 行動目標を明確化しよう

❶ 運動療法の動機づけのために段階的な目標設定を行おう

運動療法には動機づけが必要となります．いくら教科書通りに筋力増強を行ったとしても，講習会どおりに技法を凝らしたとしても，実生活に結びつかなければ，それはセラピストの自己満足にしかすぎず，対象者への負担にしかなりません．セラピストは，なぜその能力が対象者に必要で，社会参加にどのように結びつくのかを常に考えなくてはいけません．そのためには，**実生活に関連づいた評価を行い，獲得できそうな目標を段階的に提示する**必要があります．

離床がやっと始まった対象者に対して，「ご自宅に階段があるので，階段昇降練習をどんどん行いましょう」では，見通しが立てられず対象者の意欲を低下させてしまいます．対象者に対して，到達できそうな目標を提示し，確実にステップアップしてもらうことで自信をつけてもらい，徐々に対象者自らが目標設定に参加してもらうよう誘導します．うまく動機づけができなければ，「セラピストのいうことを聞いてがんばってきたのに，結局何も変わっていない」と対象者にいわれてしまい，信頼関係を失うだけでなく，理学療法の存在意義すら失うことになります．

❷ 応用行動分析学的アプローチを利用しよう

行動問題の具体的解決方法として実効を上げている手法の1つに，**応用行動分析学的アプローチ**[1]があります（図10-1）．第一に先行刺激の整備として，ADLで必要となる身体能力の提示やROMエクササイズ，または筋力トレーニングで得られる効果を説明します（ポジティブルールの教示例：「このトレーニングでこの筋肉の筋力がつくと，階段が昇れるようになりますよ」など）．次いで，後続刺激の整備としてターゲット行動（対象者に行ってほしい自主的な行動・運動）が出現・増加した場合には，注目・賞賛，あるいはマッサージ

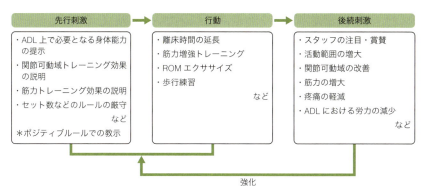

図10-1 理学療法における応用行動随伴性
行動目標が減少,もしくは変化していないようであれば,セラピストはその原因を省みよう.もしかしたら,運動療法内容が不適切であったことが原因かもしれない.

などの約束した刺激(行動を増やす働きをする後続刺激,図10-1)を与えます.さらに目標としている行動(ターゲット行動)が増加してくれば,その増加傾向をグラフ化して示すことも有用となります.

行動目標が減少するようであれば,再度,その原因を見直すことになります(図10-2).新人セラピストにとって,このような行動分析学的介入を積み重ねることが,対象者との信頼関係の構築,および適切なアプローチであったかどうかのフィードバックに重要となります.

❸行動目標を明確化しよう

行動目標は明確化してください.対象者に指示を与えるときは,「できるだけ歩きましょう」などの漫然としたものではなく,「1日4,000歩以上,歩行しましょう」といったように具体的な指示にしてください.明確な目標の存在によって,そこへの接近や到達が強化刺激となります.漫然とした目標だと,いくらがんばっても達成感は得られないことになります.

もちろん目標とする値には,医学的あるいは社会的・個人的な意義づけがなされているほうが望ましいです.「1日4,000歩以上,歩行しましょう」という目標は,先行研究[2]によって見出された下肢筋力維持のために必要な目標値となります.退院を控えた独居の対象者にとって,家から利用するスーパーマー

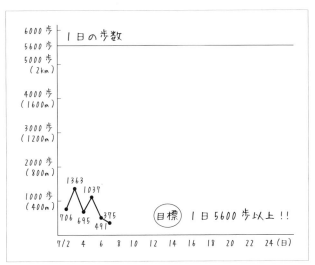

図 10-2 ターゲット行動の推移をグラフ化して提示する
ターゲット行動をグラフ化して提示することで長期的な見通しに対する推移が明確となる．目標は，先行研究や成書を参考にし，対象者に参加してもらいながら，設定することが望ましい．

ケットまでの往復距離は，社会的な目標値となります．そのほかに，屋外歩行に必要な歩行速度，連続歩行距離，動作自立に必要な筋力や関節可動域，バランス能力，日常生活に必要な全身持久力など，数多くの基準値が必要となります．Q2以降に，いくつかの利用可能なデータを載せたので参考にしてください．

Q2 筋力の目標設定値のヒントを教えてください

❶筋力指標は，客観的指標を用いよう
❷握力の目標値には，握力と膝伸展筋力を用いよう
❸等尺性膝伸展能力の評価が役立つ

❶筋力指標は，客観的指標を用いよう

　セラピストにとって，四肢の周径や徒手筋力テスト（manual muscle testing：MMT）を測定することは重要です．また，それを経過的に観察していくことも必要でしょう．しかし，「あと大腿部の周径を1 cm大きくしましょう」や，「大腿四頭筋のMMTが3から4になりましたよ」とセラピストにいわれても，対象者には非常にイメージしにくいものです．筋力測定を実施するにしても筋力測定器などを用いた客観的，かつ定量的な指標が望まれます．

❷握力の目標値には，握力と膝伸展筋力を用いよう

　筋力といっても，全身には大小含めて約600を超える筋肉が存在します．そのなかで筋力を評価する際，上肢の筋力の代表値として握力が，下肢の筋力の代表値として膝伸展筋力が用いられることが多いです．握力値が多用される理由としては，信頼性と妥当性があり，管理しやすいという点が挙げられます[3]．握力値は全身の筋力を特徴づけるとされており，転倒，骨折，虚弱，死亡リスクと強く関連します．高齢女性では，握力値16.1 kgfをカットオフ値として，在宅で自立している者と部分介助を要する者とを判別できたとしています[4]．また，アジア諸国でのサルコペニアの一指標として，握力値が男性26 kgf未満，女性18 kgf未満（ヨーロッパでは男性30 kgf未満，女性20 kgf未満）と定義されています（p.182「NAVI data」データ1）[5]．

　さらに，Izawaら[6]は，男性心不全者148例を対象とした調査の結果，生命予後とかかわりを認め，そのカットオフ値は32.2 kgfであったと報告しています．「NAVI data」データ2（p.182）に各年代の握力平均値を示したので，目標値の参考にしてください．

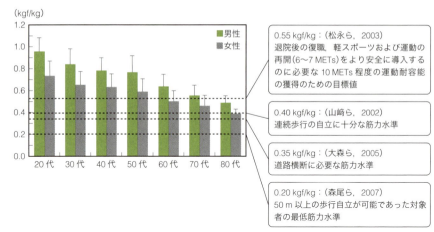

図 10-3　性別・年代別の膝伸展筋力標準値と動作能力との関係
［森尾裕志：身体機能の評価．増田卓，松永篤彦（編）：循環器理学療法の理論と技術．メジカルビュー社，pp 165-172, 2009 より引用・改変］

❸等尺性膝伸展能力の評価が役立つ

　NIH（米国国立衛生研究所）の報告[3]において，ハンドヘルドダイナモメータ（HDD）を用いた等尺性膝伸展筋力の測定が推奨されています．等尺性膝伸展筋力の測定は，握力測定よりも煩雑になるものの，得られた筋力値は歩行や立ち上がり動作や階段昇降能力と密接にかかわりがあります．健常者の等尺性膝伸展筋力の平均値を「NAVI data」データ 3（p.183）に示しました．立ち上がり動作や，歩行，階段昇降などに必要な膝伸展筋力は，加齢に伴い動作能力閾値に対する予備能力が低くなることが確認できます（図 10-3）[7]．**運動器疾患のない高齢患者では，等尺性膝伸展筋力が 0.40 kgf/kg を下回った場合，筋力の低下に伴って院内独歩できる者が少なくなります**．また，1.0 m/秒以上の歩行速度を有するためには，おおよそ 0.35 kgf/kg 以上の等尺性膝伸展筋力が目標値となります．

　また，上肢を使用しない 40 cm の椅子からの立ち上がりの可否における検討では，等尺性膝伸展筋力が 0.35 kgf/kg を上回る場合，全例で立ち上がりが可能と示されています．一方，0.2 回 kgf/kg を下回った症例では全例で不可能でした（図 10-4）[8]．また，階段昇降動作，昇段（30 cm）動作の可否と等尺性膝伸展

10 運動療法の目標設定をしてみよう

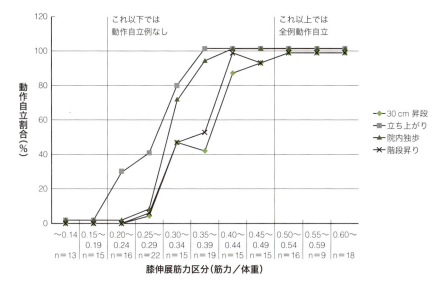

図 10-4 移動動作自立に必要な筋力値
自立割合が低下し始める筋力水準を自立に十分な筋力水準，まったく動作自立が不可能となる水準を自立のために必要な下限値とすれば，多様な見通しが立てられる．
(山﨑裕司，他：等尺性膝伸展筋力と移動動作の関連―運動器疾患の無い高齢患者を対象として．総合リハ 30：747-752，2002 より引用)

筋力との関連では，等尺性膝伸展筋力が 0.50 kgf/kg を上回る場合，全例で可能となります[8]．

Q3 関節可動域の目標設定のヒントを教えてください

A 制限を起こしやすい関節を知っておこう

　優れた骨格筋筋力や姿勢バランス能力を有していたとしても，その発揮には十分な関節可動域が獲得されていることが前提条件となります．筋緊張亢進や臥床による影響で**制限を認めやすい関節として，肩関節屈曲・外転・外旋，肘関節伸展，手関節掌屈，股関節外転，足関節背屈**が挙げられます(表10-1)[9]．

　特に足関節背屈は，制限の発生頻度が高い運動方向であり[1]，二関節筋である腓腹筋がかかわります．この理論をもとに，関節可動域制限の程度から不活動期間を推測する手段として利用します．例えば，最初に制限がみられ始める足関節背屈制限が，外傷なく，左右差なく認められれば，ここしばらく不活動状態であったことを推測します．

1 ADLと必要な上肢関節可動域

　洗面や着衣，食事といったADLのなかでは，ボタンの着脱に最も大きい肘関節屈曲角度を要します．特にシャツの第1ボタンのはめ・外しでは肘関節屈曲120°を要し，それ以外のADLでは肘関節屈曲105°の可動域があれば動作遂行上ほとんど支障がなく，また肘関節伸展は-75°以上の可動域があれば，

表10-1　生活レベルと拘縮発生順序

歩行介助―立位自立レベル	足背屈
歩行不能―立位自立レベル	足背屈，股屈曲
歩行不能―立位介助～自立レベル	足背屈，股屈曲，ハムストリングス
立位不能―座位・起き上がり自立レベル	足背屈，股屈曲，ハムストリングス，膝伸展，股内旋
座位介助―起き上がり介助レベル	足背屈，股屈曲，ハムストリングス，膝伸展，股内旋，股外転
座位，起き上がり，寝返り不能レベル	足背屈，股屈曲，ハムストリングス，膝伸展，股内旋，股外転

歩行介助レベルだと足関節背屈制限から発生する．足関節の背屈可動域は立位，歩行，立ち上がり，階段昇降で重要になるため，制限発生には注意を要する．

(福屋靖子：成人中枢疾患「廃用症候群の視点からみた理学療法プログラムの再考」成人中枢神経障害者の在宅における生活動作と関節拘縮の関係について．理学療法学 21：90-93, 1994)

動作遂行上支障がありません[2]．

2 ADL と必要な下肢関節可動域

下肢の関節可動域制限は歩行，階段，椅子掛け，靴下の着脱に影響を及ぼします．また，生活様式(和式か，洋式か)により必要となる関節可動域は異なります．人工股関節置換術後など角度制限のやむを得ない場合には，生活様式の転換を提案する必要があります(p.183「NAVI data」データ4)[3]．

関節可動域制限が長引くと，歩容の低下や，腰部痛を誘発しかねません．人工関節であれば脱臼するリスクも高まります．ソックスエイドや杖などの自助具の選定も，セラピストの重要な役割といえます．

Q4 バランスの目標設定のヒントを教えてください

A バランストレーニングは対象者のレベルに合わせて目標設定しよう

　対象者のレベルに合わせるのは何もバランスだけではありませんが，バランストレーニングは，わざとバランスを崩すような負荷を与えてそれに対応する能力をみるという，ほかの運動療法とは異なる特色があります．レベルに適合しないトレーニングがそのまま，転倒につながってしまう危険性があります．したがって，難度の低い種目から始めることが望ましいといえます．平行棒内で既に膝折れやめまいが生じている対象者の場合，バランス能力以外に問題点があることが考えられます．立位，歩行の獲得をめざしていても，平行棒内で20秒程度の立位保持ができてから，バランストレーニングへとステップアップすることを勧めます．

① 立位保持時間の目安

　バランス能力として最初にイメージするのは片脚立位かもしれません．バランス能力は，支持基底面，視覚的な入力，および外界からの物理的な刺激にて変化します．支持基底面で考えると，開脚立位より閉脚立位のほうが難しくなり，両脚立位より片脚立位のほうが2倍難しくなります．バランス能力の負荷指標は，時間や回数や距離，質などで調整することになります．歩行との関連については，タンデム立位での20秒程度の保持や，閉眼閉脚で30秒間の立位保持能力が安定した場合，屋内歩行の目安になります．屋内歩行の自立には閉脚位での立位保持能力が大きく関与しています[12]．

　300 m歩行自立の片脚立位保持時間のカットオフ値は20秒とされています[2]．また，70歳台の開眼時の平均値は14.2秒です(**表10-2**)[14]．高齢入院患者を対象とした場合，屋内歩行自立(50 m以上)のカットオフ値は，3.2秒とされています[15]．実際の臨床場面では，**5秒程度を目標として実施することが妥当**です．

② 前方リーチ距離の目安

　動的バランス能力の評価法として，前方リーチテストがあります．片脚立位検査に比べて難度が低く，手支持なしで立位がとれれば測定できるという特徴があります．**高齢者では，到達距離が15.3 cm未満で転倒のリスクが高くな**

表10-2 開眼・閉眼時の片脚立位時間の加齢変化

年齢(歳)	開眼/閉眼	平均(秒)	標準偏差(秒)	最小(秒)	最大(秒)	<30(%)
20〜29	開眼	30.0				0.0
	閉眼	28.8	2.3	22.5		25.0
30〜39	開眼	30.0				0.0
	閉眼	27.8	5.0	8.4		23.0
40〜49	開眼	29.7	1.3	23.0		6.0
	閉眼	24.2	8.4	3.5		24.0
50〜59	開眼	29.4	2.9	14.3		6.0
	閉眼	21.0	9.5	5.1		57.0
60〜69	開眼	22.5	8.6	4.8		57.0
	閉眼	10.2	8.6	2.1		90.0
70〜79	開眼	14.2	9.3	1.2		90.0
	閉眼	4.3	3.0	0.7	12.7	100.0

年齢とともに片脚立位時間は低下し，70歳台の開眼片脚立位時間は，平均14.2秒である．90%の対象者が30秒未満であることが確認できる．

(Bohannon RW, et al：Decrease in timed balance test scores with aging. Phys Ther 64：1067-1070, 1984)

ります．リーチ距離が25.4 cm以上の高齢者に比較して，0 cm（課題遂行不能）の対象者では6か月間の転倒発生率は8.07倍，同様に15.3 cm未満では4.02倍，15.3〜25.4 cmでは2.00倍となります[16]．

また，在宅やベッドサイドで簡便に測定する方法として，伸縮可能な指示棒を用いた前方リーチテスト[17]があります．前方リーチ距離が長いほど，バランス能力が優れているとされ，**歩行自立のためのカットオフ値は26.0 cm**とされています．

Q5 歩行の目標設定のヒントを教えてください

A
❶ 歩行能力の獲得や向上をめざそう
❷ 歩行速度は横断歩道の横断時間を目安にしよう
❸ 実用的な連続歩行距離は 1,000 m 程度

❶歩行能力の獲得や向上をめざそう

　歩行は，最も基本的な ADL の 1 つであり，ほかの ADL を営む際の基礎能力としても重要です．このため，歩行移動動作の獲得や向上が，対象者の理学療法目標とされることが多いようです．また歩行動作能力の低下は，転倒のリスクを増大させたり[18]，生命予後に影響を及ぼしたりします．

　歩行能力の評価には，歩行の安定性，歩行の耐久性，歩行速度，歩容の 4 つがありますが，実用的な移動手段として歩行能力を評価する場合は，歩行速度や歩行の耐久性(距離)を指標とすることが一般的です．

❷歩行速度は横断歩道の横断時間を目安にしよう

　本邦の歩行者用信号機は，車道幅員に対して歩行者の横断時間が設定され，少なくとも 1.0 m/秒以上の歩行速度が必要となります．このため 1.0 m/秒以上の歩行速度を有することは，制限なく屋外を歩行移動する際の有利な体力条件の 1 つと考えられます．歩行速度が **1.0 m/秒以下になると下肢障害や入院，死亡の危険性が上昇するといわれています**[19]．また，男性で 1.50 m/秒，女性で 1.35 m/秒未満は，心血管疾患由来の死亡率が上昇するといわれています[20]．快適歩行速度での条件となりますが，サルコペニアの診断基準の 1 つとして歩行速度 0.8 m/秒が採用されています[21]．

　歩行速度の計測において，最大歩行速度と快適歩行速度のどちらを採用するかは，諸家により意見が分かれると思いますが，米国国立衛生研究所(NIH)では，両方の速度で計測することを推奨しています[22]．施設に合わせた速度を採用されるのがよいと思います．

❸実用的な連続歩行距離は 1,000 m 程度

　歩行の耐久性は，1 回に連続してどれくらいの距離を歩けるか，または規定

時間内にどの程度の距離が歩行できるか，さらには一定の長い距離を歩行可能か否かで評価している研究が多いです．規定時間によって歩行耐久性を評価する代表的な評価には，6 Minute-Walking Distance（6 分間歩行距離：6 MD）があります．一定の距離が歩行可能かを評価する方法では，**400 m 程度以上の距離が 1 つの指標**とされています[23]．また，実用的な連続歩行距離としては，1,000 m 程度の歩行距離が必要とされています．**実際には，対象者の ADL を確認し，実生活に必要な距離を歩行できるか否かを判断する**とよいでしょう．例えば，病棟内の歩行を評価する場合では，病室から病棟内トイレまでの距離やナースステーションまでの距離を測り，この距離を歩行できるかどうかを評価することがよいと思います．

Q6 身体活動量のヒントを教えてください

❶ 1 日約 4,000 歩を維持することが大切
❷ 運動を継続させるために，自分自身で記録をつけてもらおう

　リハビリテーション室でいくら一生懸命に運動療法を実施したとしても，家庭内での身体活動が一切なければ意味がありません．むしろ，1 日を通しての日常生活での身体活動量が重要であると報告されています．身体活動量は生命予後[24]や再入院率[25]と関連があるとされ，社会参加を促すためにも身体活動量の維持，向上が求められます．

　身体活動量の評価として，移動距離や生活範囲などがありますが，1 日あたりの歩数を計測する方法がよく用いられます．歩数計は，感度がよく，信頼性が得られているものを使用することが望ましいです．また，できれば 1 週間分以上の活動量を記録できるメモリー機能が内蔵されたものがよいと思われます．さらに対象者に合わせた記録票を用意し，動機づけにつなげることが重要です．

❶ 1 日約 4,000 歩を維持することが大切

　健常中高年者での廃用性筋萎縮を予防するためには，**1 日約 4,000 歩の日常生活の活動性を維持することが必要**といわれています（**表 10-3**）[26]．国が定める健康日本 21 では，70 歳以上の高齢者の日常生活における 1 日の歩数目標を男性 6,700 歩，女性 5,900 歩としています．また，在宅での自立生活を送っている高齢女性と老人保健施設入所中の虚弱高齢女性とでは，1 日の歩数は 4,542 歩で良好に判別できるとされています[27]．

　Izawa ら[24]は，慢性心不全者 157 名を対象に，生命予後および ADL の低下に関連する運動耐容能の下限値とされる 5 METs で群分けし，身体活動量を調査しました．その結果，身体活動量のカットオフ値は，壮年群で 6,045 歩数/日，高齢群で 6,070 歩数/日であったと報告しています．

　Takahashi ら[25]は，心臓外科術後の入院患者 133 名の身体活動量を入院中から計測し，1 年間の再入院者を調査した結果，再入院者と，しなかった者との

表 10-3 身体活動量の目標値,およびカットオフ値

著者	対象者	目標値,カットオフ値
田中ら,1990[26]	男性中高年者:18名	歩数が 4,000〜8,000 歩/日の群の大腿四頭筋ピークトルクと筋横断総面積は,歩数が 8,000 歩/日以上の群とはそれぞれ有意差はなく,歩数が 4,000 歩/日未満の群に比べて有意に高い値であった
厚生労働省 健康日本 21	健常成人, 健常高齢者	[成人]　男性:9,200 歩,女性:8,300 歩 [高齢者]　男性:6,700 歩,女性:5,900 歩
石原ら,2003[27]	60〜95 歳の高齢女性で在宅生活もしくは施設入所している者 51 名	4,542 日歩数の活動性で判別された
Izawa ら,2012[24]	慢性心不全者 壮年群:97 名 高齢群:60 名	最高酸素摂取量を 5 METs で群分けし,身体活動量を調査しカットオフ値を算出した. 壮年群:6,045 歩数/日,高齢群:6,070 歩数/日
Takahashi ら,2015[25]	心臓外科術後入院患者 133 名	1 年以内に再入院した者としなかった者との退院前 3 日間の 1 日あたり日歩数の比較 再入院した者:1,297 歩数/日 再入院しなかった者:2,620 歩数/日 両群のカットオフ値:1,308 歩数/日

カットオフ値は,1,308 歩数/日であったと報告しています.

以上のことから,対象者の疾患にもよりますが,入院中はおよそ 1,300 歩/日以上をめざし,退院後の生活では,6,000 歩/日以上(高齢者の場合)を目標とすることが妥当と思われます.

❷運動を継続させるために,自分自身で記録をつけてもらおう

運動を継続させるためのコツとして,対象者に歩数計などの身体活動量計を装着してもらい,自分自身で記録をつけてもらうことがよいでしょう.目標設定は,いきなり 6,000 歩/日をめざすのではなく,**ベースラインを計測し,そこから少しずつ目標を上げていく**のがよいと思います.目標変更についての明確な指標は報告されていませんが,経験上 1 週間あたり 500 歩程度の増大が望ましいといえます.

■まとめ

セラピストが対象者に運動療法を指導した際,対象者はこの運動が「とても効果がある」ということはもちろん理解しているはずです.しかし,対象者に

とっては指導された運動を継続的・習慣的に行うことが難しい場合があります．このとき，ただ「患者さん(対象者)のやる気がない」で済ませてはいないでしょうか．

計画した指導や治療がうまくいかなかった場合でも，その原因がどこかにあると考え，それぞれへの介入を系統的に行いながら，適切な行動を増やすための条件を見出していく．そして対象者ができることを少しずつ増やしていくというアプローチが，運動療法の目標設定をするうえで重要です．

引用・推奨文献

1) 山﨑裕司：理学療法，作業療法現場における応用行動分析の活用．山﨑裕司，山本淳一(編)：リハビリテーション効果を最大限に引き出すコツ(第2版)．pp 50-114，三輪書店，2012．〈心理学分野で発展した応用行動分析学を理学療法，作業療法現場に導入した実用書の一つです．非常に参考になる症例事例についても記載されています．入門書として最適です〉

2) 田中宏太佳，他：健常中高年者の日常生活の活動性と下肢筋力・筋横断面積　脳卒中片麻痺患者の廃用性筋萎縮予防に関する研究．リハ医学 27：459-463，1990．〈健常中高年者での廃用性筋萎縮を予防するためには，1日約4,000歩の日常生活の活動性を維持することが必要とする論文です〉

3) Reuben D B, et al：Motor assessment using the NIH Toolbox. Neurology 80(Suppl 3)：S65-75, 2013.〈米国国立衛生研究所(National Institutes of Health：NIH)が主となり進めている事業で，一般化できる運動機能測定の確立を目指した研究です〉

4) 石原一成，他：虚弱高齢者の自立生活に必要な身体機能水準の設定．デサントスポーツ科学 24：193-201，2003〈60〜95歳の高齢女性で在宅生活もしくは施設入所している51名を対象者とした研究です〉

5) Chen LK, et al：Sarcopenia in Asia：consensus report of the Asian Working Group for Sarcopenia. J Am Med Dir Assoc15：95-101, 2014〈アジア人でのサルコペニアの診断基準について説明しています〉

6) Izawa KP, et al：Handgrip strength as a predictor of prognosis in Japanese patients with congestive heart failure. Eur J Cardiovasc Prev Rehabil 16：21-27, 2009〈男性心不全患者における生命予後と握力の関連性についての研究報告です〉

7) 森尾裕志：身体機能の評価．増田　卓，松永篤彦(編)：循環器理学療法の理論と技術．pp 165-172，メジカルビュー社，2009〈等尺性膝伸展筋力と立ち上がり動作や，歩行，階段昇降との関連性についてまとめており，患者の目標値設定をするための指標として有用です〉

8) 山﨑裕司，他：等尺性膝伸展筋力と移動動作の関連—運動器疾患の無い高齢患者を対象として．総合リハ 30：747-752，2002〈測定した下肢筋力を臨床に活かす手がかりになります〉

9) 福屋靖子：成人中枢疾患「廃用症候群の視点からみた理学療法プログラムの再考」　成人中枢神経障害者の在宅における生活動作と関節拘縮の関係について．理学療法学 21：90-93，1994〈拘縮を生じやすい下肢の関節について調査した報告です．足関節の背屈制限が最初に制限されてくることが確認できます〉

10) 村田秀雄：ADLにおける肘関節の可動域．柏木大治(編)：整形外科MOOK No.54 肘関節の外傷と疾患．pp 17-25，金原出版，1988〈肘関節の関節可動域とADLとの関連について簡潔に報告しています〉

11) 田中彩乃：ROM制限とADL．新田收(編)：理学療法スタートライン　はじめての臨床　脳血管障害．pp 80-81，南江堂，2010〈関節可動域制限が来すADLの障害について検討し，自立した生

活の目標となる関節可動域を明確に示しています〉
12) 望月　久：臨床的評価．奈良　勲，内山　靖（編）：姿勢調節障害の理学療法．pp 196-167，医歯薬出版，2004
13) 石井　玲，他：入院期心疾患患者の歩行自立度判定における片脚立位時間検査の有用性．呼吸と循環 54：295-300, 2006
14) Bohannon RW, et al：Decrease in timed balance test scores with aging. Phys Ther 64：1067-1070, 1984
15) 堅田紘頌，他：高齢入院患者における前方リーチ距離および片脚立位時間と歩行自立度との関連．理学療法：技術と研究 41：40-45, 2013
16) Duncan P W et al：Functional reach：a new clinical measure of balance. J Gerontol 45：192-197, 1990.
17) 森尾裕志，他：指示棒を用いた Functional Reach Test の開発．総合リハ 35：487-493, 2007
18) 鈴木隆雄，他：地域高齢者の転倒発生に関連する身体的要因の分析的研究　5年間の追跡研究から．日老医誌 36：472-478, 1999
19) Cesari M, et al：Prognostic value of usual gait speed in well-functioning older people--results from the Health, Aging and Body Composition Study. J Am Geriatr Soc 53：1675-1680, 2005
20) Dumurgier J, et al：Slow walking speed and cardiovascular death in well functioning older adults：prospective cohort study. BMJ 339：b4460, 2009
21) Cruz-Jentoft AJ, et al：Sarcopenia：European consensus on definition and diagnosis：Report of the European Working Group on Sarcopenia in Older People. Age Ageing 39：412-423, 2010〈欧州ワーキンググループによるサルコペニアの定義と診断に関する報告書です〉
22) Reuben D B, et al：Motor assessment using the NIH Toolbox. Neurology 80(11 Suppl 3)：S65-75, 2013.〈米国立衛生研究所（National Institutes of Health；NIH）が主となり，進めている研究で，一般化できる運動機能測定の確立を目指したものです〉
23) Manini TM, et al：Knee extension strength cutpoints for maintaining mobility. J Am Geriatr Soc 55：451-457, 2007
24) Izawa KP, et al：Relation between physical activity and exercise capacity of ≧ 5 metabolic equivalents in middle- and older-aged patients with chronic heart failure. Disabil Rehabil 34(23)：2018-2024, 2012
25) Takahashi T, et al：In-patient step count predicts re-hospitalization after cardiac surgery. J Cardiol 66：286-291, 2015
26) 田中宏太佳，他：健常中高年者の日常生活の活動性と下肢筋力・筋横断面積　脳卒中片麻痺患者の廃用性筋萎縮予防に関する研究．リハ医学 27：459-463, 1990〈健常中高年者での廃用性筋萎縮を予防するためには，1日約 4,000 歩の日常生活の活動性を維持することが必要とする論文です〉
27) 石原一成，他：虚弱高齢者の自立生活に必要な身体機能水準の設定．デサントスポーツ科学 24：193-201, 2003〈60～95 歳の高齢女性で在宅生活もしくは施設入所している 51 名を対象者とした研究です〉

索引

和文

あ
アーチスト® 173
あいまいな訴え 15
握力値 187
握力の測定 182
安静位，関節の 19
安定性限界 60, 63
　——，予測的 60, 63

い
異常な姿勢 41
異常歩行 142

う
運動学習 110, 160
運動方向，ROMエクササイズの 31
運動療法
　——，末梢動脈疾患患者への 174
　——の禁忌 166
　——の動機づけ 184

え
エルゴメータ 112, 179
遠心性収縮 43

お
凹凸の法則 29
応用行動分析的アプローチ 184
オーバートレーニング 49
起き上がり動作，片麻痺患者の
　　　　　　　　120, 122, 124, 126

か
開始姿勢，動作練習の 136
階段昇降，片麻痺患者の 121

解放運動連鎖 147
カウンターウエイト 126
顔色の急激な変化 7
踵接地 148
下肢関節可動域 183
荷重応答期 140
カヘキシア 2
過用 49
カルベジロール 173
感覚指向性 61
関節
　——の安静位 19
　——の固定位 19, 25
　——の弛緩位 19, 25
　——の特性 18
　——の不動位 19
関節運動 38
関節可動域制限 83, 84
関節原性筋抑制 41
関節拘縮 41
　——を予防するためのROMエクササイズ 26
関節痛，筋力増強運動による 51
関節包内運動 25, 29
関節リウマチ 21
寒冷療法 117

き・く
逆トーマステスト 93
求心性収縮 43
恐怖心，患者の 134
禁忌，運動療法の 166
筋硬度計 94
筋持久力向上，筋力増強運動による 45
筋性要因，筋力低下の 40
筋肉痛，筋力増強運動による 51

筋の消耗　9
筋肥大　54
　——，筋力増強運動による　45
筋紡錘　86
筋力増強運動　45
　——，高齢者の　45
　——による関節痛　52
　——による筋持久向上　46
　——による筋肉痛　52
　——による筋肥大　46
　——による遅発性筋痛　52
筋力の評価　38
車椅子での来室　4

こ

交感神経活性の亢進　171
拘縮，関節の　41
交代浴　117
口頭指示，動作練習における　137
骨盤前傾運動　147
骨盤の回旋運動　149
固定位，関節の　19
ゴニオメータ　34
コミュニケーション　6
ゴルジ腱器官　86

さ

最終域感　18, 23, 82
サルコペニア　39, 182
酸素負債　107

し

弛緩位，関節の　19
自原抑制　86
支持基底面　63, 65
姿勢反応　61
自転車エルゴメータ　167
　——，アップライト型　167
　——，リカンベルト型　167

収縮要素　84
重心　65
重心動揺　60
柔軟性，筋の　109
柔軟性，軟部組織の　110
障害の予防，ウォーミングアップによる　106, 108
初期接地　140, 148
ジョギング　112
ショックの三主徴　8
自律的リズム，歩行の　132
神経活動の低下　41
神経系の適応　53
神経性要因，筋力低下の　41
神経生理学的効果，ストレッチングの　86
人工関節全置換術　149
身体質量中心　63
身体重心　144
身体重心制御　67
伸張-短縮サイクル　41
心拍数　15
心不全，ATレベル運動による　171
心理的要素，患者の　144

す

スタティックストレッチング　95, 113
ストレッチング
　——，軽い筋収縮を用いた　100
　——，筋収縮を用いた　95
　——，最大収縮後弛緩を用いた　100
　——，ハムストリングスの　99
　——の神経生理学的効果　86
座り動作，片麻痺患者の　120

せ

静止性収縮　43
正常歩行のくせ　142
生体力学的制約　61
積極的回復　114

説明と同意　13
セルフストレッチング　98
　——，ハムストリングスの　99
前方リーチ距離　192

そ
装具，片麻痺患者に対する　132
相反神経抑制　90, 96
足圧中心制御　67
速筋線維　43
組織弾性イメージング技術　94

た
第一印象　4
代償運動　43
代償動作
　——，起き上がり動作における　126
　——，立ち上がり動作における　127
　——，片麻痺患者の　127
ダイナミックストレッチ　113
タイプⅠ線維　43
タイプⅡ線維　43
立ち上がり動作　145
　——，片麻痺患者の　120, 123, 125
　——における代償動作　127

ち
遅筋線維　44
遅発性筋肉痛，筋力増強運動による　51
遅発性筋肉痛　114
遅発性筋肉痛様の痛み　102

つ・て
杖，片麻痺患者に対する　132
デュシャンヌ歩行　156
点滴　8

と
動作課題　62

動作環境　62
動作の連続性　136
等尺性収縮　43
等尺性膝伸展筋力　183
トークテスト　173
トーマステスト　93
トレッドミル　167
トレンデレンブルク歩行　156

に・ね
乳酸　107
乳酸産生の亢進　171
寝ていく動作，片麻痺患者の　120, 130

は
パートナーストレッチング　98
バイオメカニクス　57
バイタルサイン　12
廃用　50
パフォーマンス向上，ウォーミングアップによる　106, 108
ハムストリングスの評価　92
バランストレーニング　192
バランス能力　62
　——のシステムモデル　69
バリスティックストレッチング　95, 111
反回抑制　89
ハンドリング，片麻痺患者に対する　121

ひ
膝折れ　129
膝伸展筋力　187
非収縮要素　84
表情　7

ふ
フィジカルアセスメント　177
負荷量，ROMエクササイズの　26
複合性局所疼痛症候群　24

浮腫　9
不動位，関節の　19
不動による拘縮　27

へ
平行棒による COG 移動練習　153
閉鎖運動連鎖　147
平熱　16
ペダルをこぐ回転数　169
変形性関節症　160
片麻痺患者
　—— に対する杖　132
　—— に対するハンドリング　121
　—— の起き上がり動作　120, 122, 124, 126
　—— の階段昇降　121
　—— の座り動作　120
　—— の代償動作　126
　—— の立ち上がり動作　120, 123, 125
　—— の寝ていく動作　120, 130
　—— の歩行　121
　—— の立位姿勢の修正　128, 131

ほ
歩行
　——，片麻痺患者の　121
　—— の自律的リズム　132
　—— の耐久性　194
歩行安定性　61
歩行速度の目安　194
歩行能力の獲得と向上　194
ポジティブルール　184

ま・み
末梢動脈疾患患者への運動療法　174
脈拍数　15

ゆ・よ
誘導，COG の　151
予測的安定性限界　60, 63

予測的姿勢調節　61

り
立位姿勢制御　63
立位姿勢の修正，片麻痺患者の　128, 131
立位保持時間　192
離臀　145
リハビリテーションの中止基準　3
リラクゼーション　29

数字
Ⅰa 抑制　90
1RM　44
6MD：6 Minute-Walking Distance, 6 分間歩行距離　195
7 つのトレーニングの原則　48

欧文

A
ACSM：The American College of Sports Medicine　43
ADL に必要な関節可動域　190

B
BESTest　61, 69
BMI：body mass index　9

C
CKC：closed kinetic chain　43, 147
COG：center of gravity　144
　—— の誘導　151
COG 移動練習　153
Cyriax による組織の分類　82

E
Ely's test　93
end feel　18, 23, 82, 91
EWGSOP：European Working Group on Sarcopenia in Older People　39

G
GNRI：Geriatric Nutritional Risk Index　9

M
MNA®：Mini Nutritional Assessment　9

O
OKC：open kinetic chain　43, 147

R
ROM エクササイズ
　——, 炎症性疾患の　20
　——, 関節拘縮を予防するための　26
　—— 時の固定部位　22
　—— の運動方向　31
　—— の負荷量　26
RTE：real-time elastography　94

S
SLR (straight leg raising) test　92

T
THA：total hip arthroplasty　149
Thomas test　93
Triple S の原則　14